常见疾病健康指导系列丛书

总 主 编　孙　虹

副总主编　王曙红　李映兰

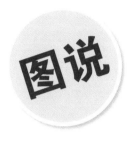

图说

# 老年期痴呆

郑悦平　周亚芳　编著

U0397746

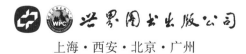

世界图书出版公司

上海·西安·北京·广州

**图书在版编目(CIP)数据**

图说老年期痴呆 / 郑悦平，周亚芳编著 . —上海：
上海世界图书出版公司，2019.8
ISBN 978-7-5192-6413-0

Ⅰ．①图… Ⅱ．①郑…②周… Ⅲ．①老年痴呆症－
普及读物 Ⅳ．①R592-49

中国版本图书馆CIP数据核字（2019）第140269号

| | | |
|---|---|---|
| 书　　名 | 图说老年期痴呆 | |
| | Tushuo Laonianqi Chidai | |
| 编　　著 | 郑悦平　周亚芳 | |
| 责任编辑 | 李　晶 | |
| 插图设计 | 王　璨 | |
| 出版发行 | 上海世界图书出版公司 | |
| 地　　址 | 上海市广中路88号9-10楼 | |
| 邮　　编 | 200083 | |
| 网　　址 | http://www.wpcsh.com | |
| 经　　销 | 新华书店 | |
| 印　　刷 | 上海锦佳印刷有限公司 | |
| 开　　本 | 787 mm × 960 mm　1/16 | |
| 印　　张 | 6.5 | |
| 字　　数 | 150千字 | |
| 版　　次 | 2019年8月第1版　2019年8月第1次印刷 | |
| 书　　号 | ISBN 978-7-5192-6413-0/R·508 | |
| 定　　价 | 38.00元 | |

# 前　言

　　随着社会人口老龄化日益加剧，老年期痴呆的患病率也明显升高，已成为仅次于心脏病、癌症、卒中之后，导致老人死亡的"第四大杀手"。中国已进入老龄化社会，据推测到2040年中国的痴呆患者人数将等于世界发达国家痴呆人数的总和。一旦患上老年期痴呆，老人会慢慢失忆、无法思考并失去和他人沟通的能力，甚至无法正常吃饭、说话和行走，不能认人，生活无法自理，给家庭和社会造成很大的负担和压力。对于痴呆，目前仍无有效的药物可获得满意的疗效，临床用药的目的多在于延缓疾病的发展，改善患者的生活质量。因此，从某种意义上来说，老年期痴呆患者的照护比治疗更为重要。

　　照料患者是一项长期而辛苦的工作，需要付出大量的时间和精力。因此学习和掌握一些老年期痴呆的疾病知识和照护技巧将有助于减轻您的负担，您的亲人也将得到更好地照护。

　　本书详细介绍了老年期痴呆的概念、危险因素、临床表现、检查、诊断、治疗、预防、家庭照护等相关知识。在撰写上图文并茂，使本书具有很强的可读性和实用性。希望通过本书的详细介绍，对老年期痴呆的早期诊断、早期治疗，对患有老年期痴呆的老人及其照护者有所帮助。

编　者

2018年8月

# 目　录

## 第五章　痴呆的诊断

## 第六章　痴呆的治疗

### 第七章　老年期痴呆症患者如何积极筹划未来的生活

## 第九章　老年期痴呆的预防

## 第十章　痴呆照顾者的情绪管理

# 第一章 痴呆概述

## 一、痴呆的定义

痴呆是一种以认知功能缺损为核心症状的获得性智能损害综合征，认知损害可涉及记忆、学习、定向、理解、判断、计算、语言等功能，其智能损害的程度足以干扰日常生活能力或社会职业功能。在病程某一阶段常伴有精神、行为和人格异常，通常具有慢性或进行性的特点。临床上主要表现为记忆力、日常生活能力等方面的障碍，最终将卧床不起，大小便失禁，完全需要依赖家人的照顾，甚至会有攻击他人的行为，造成护理者及家人疲惫不已，苦不堪言。随着社会人口老龄化日益加剧，老年期痴呆的患病率也随之明显升高，已成为仅次于心脏病、癌症、卒中之后，导致老人死亡的"第四大杀手"。有半数以上的痴呆患者亲属认为：老年期痴呆只是自然衰老的结果，而不认为是一种疾病。特别是在发病率很高的农村，接受治疗的人很少，而采取早期防治，恰恰是世界公认的延缓老年期痴呆发病的有力措施。专家提示：此病具有集身体、精神、神经和社会障碍于一身的特点，给患者及家属带来了巨大的痛苦。

每年的9月21日是"世界老年痴呆日"，在这一天，全世界60多个国家和地区都将组织一系列活动。"世界老年痴呆日"是国际老年痴呆协会于1994年在英国爱丁堡第十次会议上确定的。每年在全世界的许多国家和地区都要举办这个宣传日活动，使全社会都懂得老年痴呆病的预防是非常重要的，应当引起足够的重视。

　　最常见的老年期痴呆是阿尔茨海默病及血管性痴呆。另外，还有额颞叶变性（额颞叶痴呆、语义性痴呆、原发性进行性失语）、帕金森病性痴呆、路易体痴呆、克-雅病性痴呆、亨廷顿病痴呆等等。

　　目前，药物治疗老年期痴呆可选用多奈哌齐等药物来改善症状，提高患者的认知功能和智力状况。老年期痴呆具有不同程度的痴呆表现和明显的生活自理能力减退，因此康复训练非常重要，侧重点应置于个人生活能力的照顾和支持，尽最大努力促进功能改善，尽可能安排患者生活在熟悉的环境中，如必须住院者则应准备类似家庭生活的居住条件。由于大多患者存在生活自理困难，除耐心护理照顾之外，还需反复多次示范和手把手带教，并反复训练以养成习惯。努力培养认知功能，反复地训练定向力、记忆力、辨认力及日常简单事务操作力。对早期患者，可使用心理支持治疗。尽量安排平静安稳的环境，以避免患者产生紧张不安的体验，也要注意保持亲切和蔼的态度以增进其安全感。尽可能安排恰如其分的作业训练内容和项目，一般以不费体力、不计效率、没有危险性和较易接受的简单操作为妥。由于患者多半有注意障碍，应开展一些新奇多样化的活动，目的在于投其所乐、吸引注意和消除忧愁与孤独感。

　　社会各界应关心老年人的晚年生活，改善他们的生活质量。为他们创造更多的交流、活动机会，让更多的老年人老有所为、老有所乐，延缓老年期痴呆的发生。

## 二、痴呆的流行病学及发展趋势

　　痴呆的发生与年龄有一定相关性，小于65岁人群痴呆的患病率与大于65岁人群略有不同。中国已经进入老龄化社会，推测2040年中国的痴呆患者数将等于世界发达国家痴呆患者数的总和。

　　世界各国报道痴呆死亡率为0.8%～27%，且不同年龄段、不同性别死亡率不同。≥65岁痴呆患者较同龄非痴呆者死亡率高2～4倍。

## 三、痴呆的危险因素

目前虽然一些痴呆病因学还不是十分清楚，但是与痴呆发病相关的一些危险因素和保护因素已经确认，大体可概括为遗传因素、人口学因素（年龄、性别、文化程度、经济情况）、血管因素（血压、高血脂、糖尿病、体重、心力衰竭、贫血）、合并疾病（抑郁、脑外伤）、职业因素、生活习惯（吸烟、饮酒）、体育锻炼及其他。有研究者认为痴呆的发生是危险因素和保护因素相互间叠加作用的结果，暴露于危险因素和保护因素的持续时间和程度与是否发生痴呆有关。

### （一）遗传

痴呆家系和孪生子研究提示遗传在痴呆的发病中起重要作用。阿尔茨海默病患者的一级亲属患病的危险性是一般人的4倍左右。某些基因突变可能导致阿尔茨海默病的发生（图1-1）。

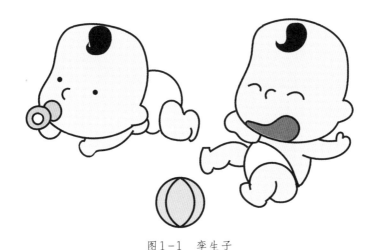

图1-1 孪生子

### （二）人口学

#### 1. 年龄

年龄是增加阿尔茨海默病的重要危险因素，其患病率几乎随年龄增加而成倍增长。65～85岁的老人平均每增加5岁，阿尔茨海默病的患病率增加1倍

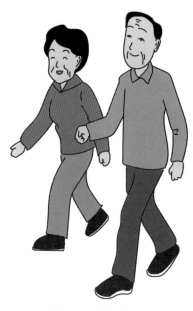

图1-2　老年人

（图1-2）。

### 2. 性别

女性阿尔茨海默病的患病率高于男性，65岁以上女性患阿尔茨海默病的风险比年龄相匹配的男性约高2倍。主要可能与女性绝经后雌激素减少有关，雌激素能扩张脑血管。

### 3. 文化程度

目前研究显示低文化程度是痴呆的重要危险因素，流行病学研究显示受教育水平较低人群阿尔茨海默病、血管性痴呆发病率均更高。有学者认为受教育过程增加了脑血流量，降低了细胞对外毒素的敏感性，可有效防止神经细胞的损伤。但影像学研究显示，临床严重程度相似的不同文化程度的阿尔茨海默病患者脑损伤严重程度相似，提示文化程度本身对阿尔茨海默病是否发病可能影响不明显，而主要影响临床症状的表达。

### 4. 社会经济状况

从事体力劳动、服务业者患痴呆的风险比从事艺术、专业技术及管理人员高2～3倍，低收入又低教育程度者患痴呆的风险性更高。

### （三）血管危险因素

### 1. 高血压

中年血压升高是发生阿尔茨海默病的独立危险因素，同时也是血管性痴呆的重要危险因素（图1-3）。

### 2. 高脂血症

胆固醇水平升高加速动脉粥样硬化，降低脑血流，影响脑代谢。但也有研究显示老年期血清胆固醇水平与阿尔茨海默病、血管性痴呆的发病没有相

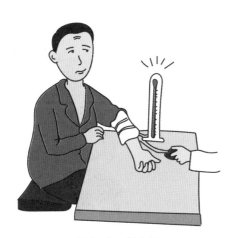

图1-3 高血压

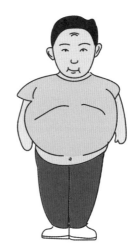

图1-4 高脂血症

关性（图1-4）。

### 3. 糖尿病

2型糖尿病与老年人痴呆相关，这一结论相对明确（1-5）。

### 4. 肥胖

近年来的研究发现肥胖可能是痴呆的独立危险因素，中年体重指数过高与痴呆发病危险的相关性更高。

### 5. 心力衰竭和贫血

最近研究显示心力衰竭增高痴呆的发病风险。贫血可能是痴呆的危险因素，甚至在控制慢性病和营养状况后，仍显示贫血与痴呆发病有关。

### （四）合并疾病

### 1. 抑郁

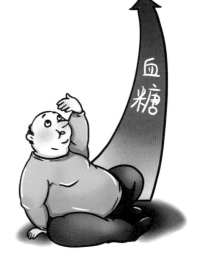

图1-5 糖尿病

研究提示有抑郁史的患者发展为阿尔茨海默病的危险性增加，而且抑郁发作与诊断阿尔茨海默病的间隔时间越长发生阿尔茨海默病的危险性越高，提示抑郁发作不仅是阿尔茨海默病的前驱症状，而且还可能是阿尔茨海默病的独立远期危险因素（图1-6）。

### 2. 脑外伤

对第二次世界大战中的退伍军人进行研究发现，在青年时期受过中重度脑外伤者，50年后阿尔茨海默病或其他痴呆的发病率较无脑外伤者高。

### （五）职业危险因素

#### 1. 有机溶剂

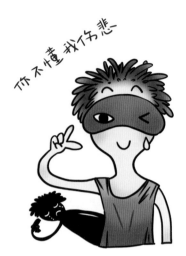

图1-6 抑郁症

目前研究显示某些具体的职业暴露可能与阿尔茨海默病的危险性有关，如暴露于工业溶剂、杀虫剂、脱叶剂、熏蒸消毒剂等。

#### 2. 电磁场

接触极低频脉冲电磁场的职业主要包括电器设备安装者和维修者、核电厂操纵员、电工、电子设备维修者、电话线路技术员、焊接工等，其辐射频率为3～3 000 Hz。研究表明此类职业的阿尔茨海默病的危险因素，具体机制有待进一步研究。

#### 3. 铅

铅可能是阿尔茨海默病的危险因素之一。

### （六）生活方式

#### 1. 咖啡

饮用咖啡对老年人有明显的保护作用，其确切的机制还不清楚。

#### 2. 吸烟

吸烟与痴呆的关系尚无定论。吸烟在痴呆的发生及发展过程中的具体作用机制有待于进一步研究。

### 3. 饮酒

适度饮酒是痴呆的保护性因素，有利于减少痴呆的发病率，但大量饮酒则有可能导致认知功能减退。但不同酒类之间存在差异，较多研究表明饮用适量葡萄酒有利于减少痴呆的发病，而其他酒精类饮料与痴呆没有关系，这可能主要与葡萄酒中含量丰富的具有抗氧化作用的黄酮类物质有关。

### （七）身体锻炼

通过锻炼提高心脑血管的适应性有利于缓解年龄对认知损害的影响（图1-7）。

### （八）其他因素

流行病学研究提示甲状腺疾病、血清维生素$B_{12}$和叶酸水平、缺氧性疾病、透析性疾病、母孕期年龄等也可能是阿尔茨海默病的危险因素。

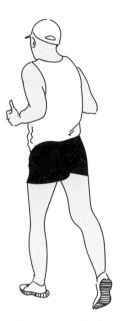

图1-7 适当锻炼

## 四、阿尔茨海默病

阿尔茨海默病是一种病因未明的进行性发展的神经退行性疾病，临床表现为认知和记忆功能不断恶化，日常生活能力进行性减退，并有各种神经精神症状和行为障碍。该病多起病于老年期，潜隐起病，病程缓慢且不可逆。病理改变主要为脑弥漫性萎缩，脑沟增宽，脑室扩大，神经元大量减少，并可见老年斑、神经元纤维结等病变，胆碱乙酰化酶及乙酰胆碱含量显著减少。1907年，德国医生阿罗伊斯–阿尔茨海默（1864—1915年）首先对其进行描述。

阿尔茨海默病的发病率和患病率伴随席卷全球的人口老龄化浪潮迅速攀升，每3秒钟世界上就增加1例痴呆患者，每年新增阿尔茨海默病患者460万人。全球阿尔茨海默病患病人数已超过3 600万人，2050年将超过1.15亿。中国阿尔茨海默病患者超过700万人。

　　阿尔茨海默病是严重致残疾病之一，患者通过毕生奋斗获得的各种知识与技能在病后逐渐衰退甚至荡然无存。严重的智力衰退和语言能力障碍等导致患者交流困难、生活不能自理，还因精神行为异常而折磨亲人和照料者（图1-8）。

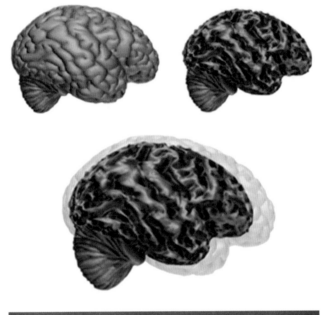

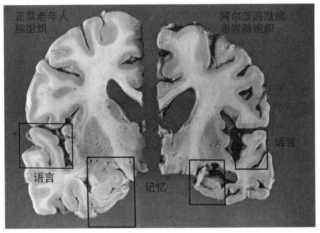

图1-8　与正常老年人相比，阿尔茨海默病患者脑组织明显萎缩

## 五、血管性痴呆

血管性痴呆是由于脑血管病后引起的痴呆。痴呆可发生于多次短暂性脑缺血发作或连续的急性脑血管意外之后，个别人也可发生在一次严重卒中后。梗死灶一般较小，但效应可累加。一般在晚年起病，最常见的有多发脑梗死性痴呆（图1-9）。

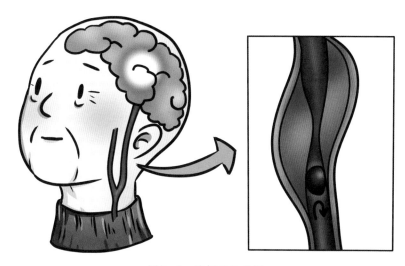

图1-9 脑梗死示意图

血管性痴呆发病年龄一般在50～60岁。近年血管性痴呆患者表现发病年龄趋于中年化，男性多于女性。病程短则2个月长达20多年，平均5.2年。其早期表现主要是头痛眩晕、肢体麻木、睡眠障碍、耳鸣等，可有近期记忆力轻度受损、注意力不集中和一些情绪变化，无明显的痴呆，所以常将此表现称为"脑衰弱综合征"。但随着病情的发展，就会出现神经精神症状，如发音不清、吞咽困难、失认、尿失禁、偏激、凭空听见声音（幻听）、看见实际不存在的东西（幻视），或情感脆弱易激惹、哭笑无常等。本病病情发展迅速，病史中有反复多次的卒中发作，多在脑卒中后不久发生痴呆，病情呈阶梯样进展，即卒中每发作一次，痴呆症状加重一次。

**专家释疑：** 尽管叫作老年期痴呆，但想要预防，需要从中年做起。老年期痴呆的临床特征是"隐袭起病"，它是一种进行性的智能衰退，很可能在早期并未引起注意，而到严重时才被发现。很多患有老年期痴呆的人其实从中年开始就有一些症状了，如记忆力不好，也就是所谓的"越近的事情越容易忘记，越久以前的事情反而越是记得"的症状。

**专家提醒：** 做好预防工作很关键，一旦早期发现自己有记忆力不好等症状，从中年开始就应该针对性地做些训练，可以起到预防的作用。注意智力的训练对于预防老年期痴呆至关重要，建议很多人过了读书阶段会不注意进一步的学习，这样一来，不进则退，会让老年期痴呆"有机可乘"。事实上，要进行智力训练并非要做难度多高的数学题之类的，日常多读报、多下棋就可以起到很好的智力训练的效果。不过，用脑的同时也要避免过度疲劳，否则物极必反，反倒损伤了脑部。除了智力训练外，还要防止脑外伤、避免精神刺激这些诱发老年期痴呆的因素。在饮食方面，最好在日常生活中多吃容易消化、营养丰富的食物，多吃一些健脑益智的食物。

# 第二章　痴呆的临床表现

## 一、痴呆的临床表现

痴呆的临床症状主要包括认知功能减退症状及精神行为症状。

### （一）认知功能减退

最初，常为衰老加速恶化，短期内出现思维迟缓、黏滞与僵化，以自我为中心，情绪不易控制，注意力不集中，做事马虎。接着便出现恶性型遗忘，由偶尔遗忘发展成经常遗忘，由遗忘近事而进展到远事，由遗忘事件的细节而涉及事件本身。即刻回忆严重受损，几小时甚至数分钟前发生的事都无法回忆，以致时间记忆幅度缩短。最终可严重到连其姓名、生日及家庭人口都完全遗忘，好像生活在童年时代一样，并常伴计算力减退（图2-1）。

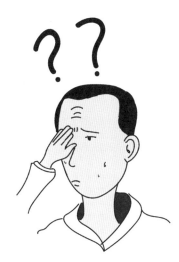

图2-1　痴呆患者记忆力减退症状

在记忆缺损的同时，又可出现定向障碍。如出门后不认识回家路线；如厕完毕，就找不到所睡的床等（图2-2）。

联想困难、理解力减退、判断力差。起初表现为工作毫无计划性与创造性，继而出现连原来熟悉的工作都无法完成。例如，名厨师竟掌握不了火候与佐料的配用，烹调的菜肴非生即焦，非淡即咸，无法进口。严重时，连他

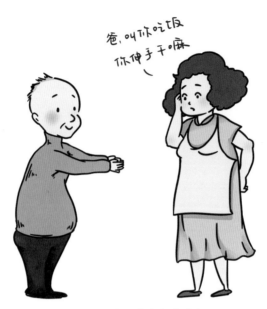

图2-2　痴呆患者行为改变

人言谈都无法理解，令其脱衣则张口，令其伸手则久站不动。

**（二）精神行为改变**

行为出现幼稚笨拙，常进行无效劳动，其后可有无目的性劳动。例如翻箱倒柜，乱放东西，忙忙碌碌，不知所为；爱藏废物，视作珍宝，怕被盗窃；不注意个人卫生习惯，衣脏不洗，晨起不刷牙，有时出现悖理与妨碍公共秩序的行为，影响治安。也有动作渐少，端坐一隅，呆若木鸡。晚期均行动不能，卧床不起，两便失禁，生活完全无法自理，形拟植物状态。

起初，情感可较幼稚，或呈童样欣快，情绪易激惹；后表现为表情呆板，情感迟钝。

**（三）局灶症状**

在本病病程中，偶可出现局灶症状。如损害新皮质区最早并最多出现的命名性失语，也可有其他形式失语，以及各种失用、失认、失算症，最终认识能力可全部丧失。

### （四）外貌改变

痴呆患者外貌衰老，常显得老态龙钟，满头白发，齿落嘴瘪，角膜有老年环。瞳孔对光反应偶见迟钝。感觉器官功能减退，生理反射迟钝，躯体弯曲，步态不稳，步态蹒跚，体重减轻，肌肉失用性萎缩，不自主摇头，口齿含糊，口涎外溢，手指震颤及书写困难等（图2-3）。

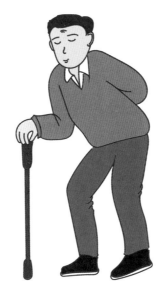

图2-3 痴呆患者出现行走困难

专家建议，应详细采集患者的病史，在可能的情况下，除患者本人提供的病史外，尽量获得知情者提供的病史信息，并对所有患者都应当进行一般体格检查和神经系统体格检查。

## 二、阿尔茨海默病的临床表现

阿尔茨海默病通常起病隐匿，进行性病程，无缓解，由发病至死亡平均病程8～10年，但也有些患者病程可持续15年或以上。阿尔茨海默病的临床症状分为两方面，即认知功能减退症状和精神行为症状。认知功能障碍可参考痴呆部分，常伴有高级皮质功能受损，如失语、失认或失用和非认知性精神症状。根据疾病的发展和认知功能缺损的严重程度，可分为轻度、中度和重度。

### （一）轻度

1. 轻度语言功能受损。

2. 日常生活中出现明显的记忆减退，特别是对近期事件记忆的丧失。

3. 时间观念产生混淆。

4. 在熟悉的地方迷失方向。

5. 做事缺乏主动性及失去动机。

6. 出现忧郁或攻击行为。

7. 对日常活动及生活中的爱好丧失兴趣。

### （二）中度

1. 变得更加健忘，特别常常忘记最近发生的事及人名。

2. 不能继续独立地生活。

3. 不能独自从事煮饭、打扫卫生或购物等活动。

4. 开始变得非常依赖。

5. 个人自理能力下降，需要他人的协助，如上厕所、洗衣服及穿衣等。

6. 说话越来越困难。

7. 出现无目的的游荡和其他异常行为。

8. 在居所及驻地这样熟悉的地方也会走失。

9. 出现幻觉。

### （三）重度

1. 不能独立进食。

2. 不能辨认家人、朋友及熟悉的物品。

3. 明显地语言理解和表达困难。

4. 在居所内找不到路。

5. 行走困难。

6. 大、小便失禁。

7. 在公共场合出现不适当的行为。

8. 行动开始需要轮椅或卧床不起。

## 三、血管性痴呆的分类

脑血管病包括脑梗死、脑出血、蛛网膜下腔出血等。脑血管疾病最常见的病因是脑动脉硬化，较少见的有血液病、胶原病、血管畸形等。临床常见的血管性痴呆类型有以下几种。

### （一）多梗死性痴呆

为最常见的类型。是由于多发的梗死灶所致的痴呆，病变可累及大脑皮质、皮质下及基底节区。临床常有高血压、动脉硬化、反复发作的脑血管病，以及每次发作后留下的或多或少的神经与精神症状，积少成多，最终成为全面的、严重的智力衰退（图2-4）。

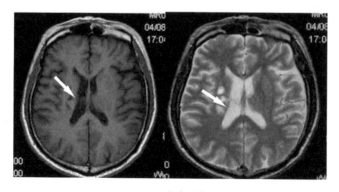

图2-4　多发脑梗死

### （二）大面积脑梗死性痴呆

患者大面积脑梗死，常死于急性期，少数存活的患者遗留不同程度的神经精神异常，包括痴呆，丧失工作与生活能力（图2-5）。

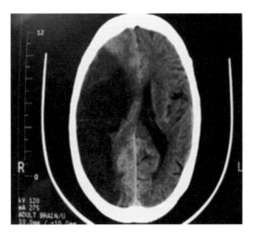

图2-5　大面积脑梗死

### （三）皮质下动脉硬化性脑病（Binswanger病）

因动脉硬化及大脑白质发生弥漫性病变而出现痴呆，临床特点为智能减退、步态障碍、尿失禁、吞咽困难、饮水呛咳、口齿不清等（图2-6）。

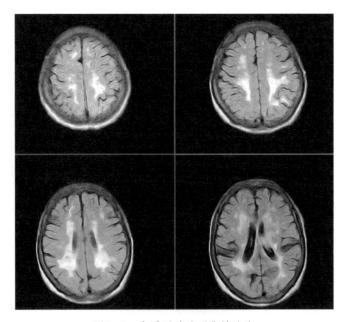

图2-6　皮质下动脉硬化性脑病

### （四）特殊部位梗死所致痴呆

指梗死灶虽不大，但位于与认知功能有重要关系的部位，而引起失语、记忆缺损、视觉障碍等。

### （五）出血性痴呆

慢性硬膜下血肿、蛛网膜下腔出血、脑出血都可以产生血管性痴呆（图2-7）。

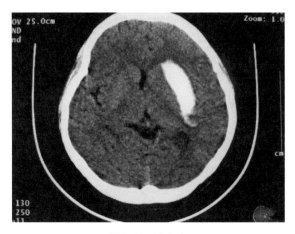

图2-7　脑出血

**专家释疑**：当患者出现上述的临床表现时，应该去找专科医生。只有医生才能对病人的情况做出准确诊断，而且有些症状还是可逆的。医生会根据上述疾病症状，结合体格检查，尤其是高级神经功能检查，并根据需要结合痴呆量表测定，以及必要的实验室检查等进一步明确临床诊断和鉴别诊断，以期及早、正确、积极的治疗痴呆。即使被诊断为痴呆，也并非无计可施，除了及时采取药物治疗外，家属和照料者还可以向医生寻求帮助，学习如何照顾痴呆患者。

**专家提醒**：由于老年期痴呆的病程进展缓慢，症状在各个时期的表现会差别很大。因此尽可能多地了解疾病，对身边的老年人提高警惕，可能会是最有效的发现手段。以上提供的症状，提示了一些痴呆的征兆，若发现家人或亲友出现其中的一些症状，应找专业医生进一步检查，以便进行更为准确的诊断，从而从早期开始治疗。

# 第三章　痴呆的认知评估

　　痴呆的认知评估能够帮助判断痴呆的类型，认知评估能够客观反映认知是否有损害及其损害程度，是痴呆临床及科研中的重要环节：① 为痴呆诊断提供客观证据（如记忆障碍、执行功能障碍等）；② 明确认知损害特征；③ 通过定期评估，评价痴呆的治疗效果及转归；④ 通过选择合适的测验，客观反映早期轻微的认知损害。所以要尽可能对所有患者进行相应的认知评估。常见的认知评估测验包括：简易精神状态检查（英文简称MMSE）、蒙特利尔认知评估量表（英文简称MoCA）、Mattis痴呆评估量表（英文简称DRS）、阿尔茨海默病评估量表认知部分（英文简称ADAD-cog）等。

## 一、简易精神状态检查（MMSE）

　　MMSE是国内外应用最广泛的认知筛查量表（表3-1），有研究表明，MMSE对识别正常老人和痴呆患者有较好的价值。该表内容覆盖定向力、注意力、记忆力、计算力、语言能力和视空间能力。由10题组成，共30项，正确回答1项得1分，量表总分范围为0～30分。在我国，一般采用上海精神卫生中心的标准进行痴呆的界定：文盲组≤17分，小学组≤20分，初中及以上组≤24分。

## 简易精神状态检查量表（MMSE）

共30项题目，每项回答正确得1分，回答错误或答不知道评0分，量表总分范围为0～30分。测验成绩与文化水平密切相关，正常界值划分标准为：文盲＞17分，小学＞20分，初中及以上＞24分。

1. 定向力：现在我要问您一些问题，多数都很简单，请您认真回答。
   1) 现在是哪一年？　　　　　　　　2) 现在是什么季节？
   3) 现在是几月份？　　　　　　　　4) 今天是几号？
   5) 今天是星期几？　　　　　　　　6) 这是什么城市（城市名）？
   7) 这是什么区（城区名）？（如能回答出就诊医院在本地的哪个方位也可。如为外地患者，则可问患者家在当地的哪个方位）
   8) 这是什么街道？（如为外地患者，则可问患者家在当地的哪个街道）
   9) 这是第几层楼？　　　　　　　　10) 这是什么地方？　　　　　　／10

2. 即刻记忆：现在我告诉您三种东西的名称，我说完后请您重复一遍（回答出的词语正确即可，顺序不要求）
   1) 回答出"皮球"　　　　　　　　2) 回答出"国旗"
   3) 回答出"树木"　　　　　　　　　　　　　　　　　　　／3

3. 注意力和计算力：现在请您算一算，从100中减去7，然后从所得的数算下去（5次）　／5

4. 回忆：现在请您说出刚才我让您记住的是哪三种东西（回答出的词语正确即可，顺序不要求）？　　　　　　　　　　　　　　　　　　　　　／3

5. 命名：请问这是什么？
   1) 回答出"手表"（回答出"表"就算对）
   2) 回答出"铅笔"（回答出"笔"就算对）　　　　　　　　　／3

6. 重复：请您跟我说，说出"大家齐心协力拉紧绳"　　　　　　　　／1

7. 阅读：请您念一念这句话，并按这句话的意思去做（如患者为文盲，该项评为0分）。
   **请闭上您的眼睛**　　　　　　　　　　　　　　　　　　／1

8. 3步指令：我给您一张纸，请您按我说的去做。
   1) 患者右手拿起纸
   2) 患者将纸对折
   3) 患者将纸放在左腿上　　　　　　　　　　　　　　　／3

9. 表达：请您写一个完整的句子（句子要有主语、谓语，能表达一定的意思）（如患者为文盲，该项评为0分）。　　　　　　　　　　　　　　　／1

10. 绘图：请您照着这个样子把它画下来。　　　　　　　　　　　／1

11. 检查中老人配合程度：配合　　不太配合　　完全不配合

## 二、蒙特利尔认知评估量表（MoCA）

该量表共14项（图3-1），约需时10分钟，涵盖的认知范围较简易精神状态检查广，包括：注意与集中、执行功能、记忆、语言、视空间结构技能、

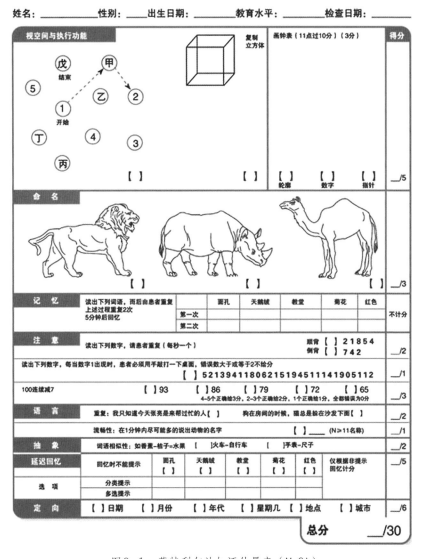

图3-1　蒙特利尔认知评估量表（MoCA）

抽象思维、计算力和定向力。总分30分，26分正常，分数越高提示认知能力越好，其敏感性高，覆盖重要的认知领域，测试时间短，适合临床运用。但其也受教育程度的影响，文化背景的差异、检查者使用MoCA的技巧和经验、检查的环境及被试者的情绪及精神状态等均会对分值产生影响。

## 三、Hachiski缺血量表

由Hachiski制定的血管性痴呆简易检查量表（表3-2），由量表协作研究组于1988年修订了中国常规。本量表是专门用于血管性痴呆简易检查与鉴别的量表，有13个项目组成。它简单、方便，且能有效的鉴别血管性痴呆，对于血管性痴呆和老年性痴呆的区分，有很好的敏感性、特异性及有效性。

表3-2　Hachiski缺血量表

| 项　　目 | 评　　分 |
|---|---|
| 1. 突发急性起病 | 2 |
| 2. 阶梯式恶化 | 1 |
| 3. 波动式病程 | 2 |
| 4. 夜间意识模糊 | 1 |
| 5. 人格相对保持完整 | 1 |
| 6. 抑郁 | 1 |
| 7. 躯体不适叙述 | 1 |
| 8. 情感失禁 | 1 |
| 9. 高血压病史 | 1 |
| 10. 卒中病史 | 2 |
| 11. 动脉硬化 | 1 |
| 12. 局灶神经症状 | 2 |
| 13. 局灶神经体征 | 2 |
| 总分18分 ||

（续表）

| 评　　分 | 诊　　断 |
|---|---|
| ＞7 | 血管性痴呆 |
| 4～7 | 边界，混合性痴呆 |
| ＜4 | 老年性痴呆 |

## 四、日常生活活动能力量表（ADL）

日常生活活动能力量表（表3-3）可用作疾病进展指数、慢性疾病康复指标和痴呆综合征的辅助诊断工具，还可以用以评价生活质量、老年人群中对医疗和社会服务的需要情况、是否符合保险支付范围和健康保健政策等。评分标准：1分＝自己完全可以做；2分＝有些困难，自己尚能完成；3分＝需要帮助；4分＝根本没法做。当患者从来不做但是能够胜任时评定为1，从来不做但做起来有困难，但不需要别人帮助评定为2，从来不做但做起来需要帮助评定为3，从来不做，也无法完成时评定为4。

表3-3　日常生活活动能力量表

| 项　　目 | 得　　分 | | | |
|---|---|---|---|---|
| （1）做饭 | 1 | 2 | 3 | 4 |
| （2）穿脱衣服 | 1 | 2 | 3 | 4 |
| （3）洗漱 | 1 | 2 | 3 | 4 |
| （4）上下床、坐下或站起 | 1 | 2 | 3 | 4 |
| （5）室内走动 | 1 | 2 | 3 | 4 |
| （6）上厕所 | 1 | 2 | 3 | 4 |
| （7）大小便控制 | 1 | 2 | 3 | 4 |
| （8）洗澡 | 1 | 2 | 3 | 4 |

评分标准：1分＝自己完全可以做；2分＝有些困难；3分＝需要帮助；4分＝根本无法做

## 五、Hamilton抑郁量表（HAMD）

通过了解老年人性格方面改变情况也可以早期发现痴呆患者（表3-4）。

表3-4　Hamilton抑郁量表（HAMD）

| 项　　　　目 | 得　　　　分 | | | | |
|---|---|---|---|---|---|
| （1）抑郁情绪 | 0 | 1 | 2 | 3 | 4 |
| （2）罪恶感 | 0 | 1 | 2 | 3 | 4 |
| （3）自杀 | 0 | 1 | 2 | 3 | 4 |
| （4）入睡困难 | 0 | 1 | 2 | 3 | 4 |
| （5）睡眠不深 | 0 | 1 | 2 | 3 | 4 |
| （6）早醒 | 0 | 1 | 2 | 3 | 4 |
| （7）工作和兴趣 | 0 | 1 | 2 | 3 | 4 |
| （8）迟缓 | 0 | 1 | 2 | 3 | 4 |
| （9）激越 | 0 | 1 | 2 | 3 | 4 |
| （10）精神性焦虑 | 0 | 1 | 2 | 3 | 4 |
| （11）躯体性焦虑 | 0 | 1 | 2 | 3 | 4 |
| （12）胃肠道症状 | 0 | 1 | 2 | 3 | 4 |
| （13）全身症状 | 0 | 1 | 2 | 3 | 4 |
| （14）性症状 | 0 | 1 | 2 | 3 | 4 |
| （15）疑心病 | 0 | 1 | 2 | 3 | 4 |
| （16）体重减轻 | 0 | 1 | 2 | 3 | 4 |
| （17）自知力 | 0 | 1 | 2 | 3 | 4 |
| 评分标准：0分=无，1分=轻度，2分=中度，3分=重度，4分=极重度 | | | | | |

总分小于7分，正常。总分7～17分，可能有抑郁症；总分17～24分，肯定有抑郁症；总分大于24分，严重抑郁症。

**专家释疑**：专业医生对患者作的痴呆量表检查对痴呆的诊断及鉴别诊断均有很大的帮助，所以在条件容许的情况下，对于有痴呆表现的患者均应尽量完成相关的痴呆量表检查。

**专家提醒**：痴呆量表检查可帮助明确患者的认知和记忆缺陷及其定量程度，但不能帮助对病因进行诊断，也不能单凭痴呆量表检查判断被检查者是否痴呆，必须结合临床表现，综合分析，尤其对于轻度痴呆和文化程度很高的人。

# 第四章　痴呆的检查

## 一、血液和尿液检查

血液检查是痴呆总体筛查的重要组成部分，其目的包括：① 发现存在的伴随疾病及并发症；② 发现潜在的危险因素；③ 找到痴呆的病因。

痴呆可能和代谢、感染、中毒等全身或脑部疾病有关，应当进行识别和治疗。虽然导致痴呆的疾病大多难以治疗，但如对维生素$B_{12}$缺乏、甲状腺功能低下及神经梅毒等能及时诊断和治疗，可能阻止或逆转智力下降。

对所有首次就诊的痴呆患者进行血液学检测有助于揭示痴呆的病因或发现伴随疾病：血常规、血沉、血电解质、血糖、肝肾功能、甲状腺激素水平；有些患者需要进行更多的检测，如维生素$B_{12}$、梅毒抗体、艾滋病抗体检测等。

## 二、脑脊液检查

脑脊液常规检查和一些特殊蛋白，如β淀粉样蛋白、总tau蛋白、磷酸化tau蛋白、14-3-3蛋白含量的检测，有助于了解痴呆病因，区别痴呆与非痴呆人群，并一定程度上有助于鉴别不同痴呆亚型。

## 三、影像学检查

神经影像学检查是辅助临床诊断和鉴别诊断，排除其他可治疗性痴呆非常重要的检查手段。

**（一）头颅CT**

阿尔茨海默病患者头颅CT显示脑萎缩（主要表现在内侧颞叶海马结构），可见脑回变窄，脑沟加深，脑室扩大等。血管性痴呆患者头颅CT表现为脑白质低密度，可见脑梗死灶及出血灶等。

**（二）头颅磁共振成像（MRI）**

头颅MRI对痴呆诊断的敏感性及特异性远高于CT，临床应用更广泛。

退行性痴呆性疾病最常见的形态学改变是脑萎缩。① 定性分析：根据视觉印象可将脑萎缩分为不同的程度，通常分为极轻度、轻度、中度和重度。② 定量分析：任何脑结构的测量都会受到多种偏倚的影响。有几项用MRI测量海马结构体积的研究表明，早期阿尔茨海默病患者、患有与年龄相关的记忆障碍者海马体积的萎缩程度显著地比年龄匹配的对照老人重，提示海马结构萎缩是阿尔茨海默病早期敏感的诊断指标。

阿尔茨海默病海马结构测量体积可能因以下因素的影响而有差异：① 疾病进展；② 测量误差；③ 因年龄、性别和头颅大小不同而导致的个体差异；④ 正常的个体差异。为减小测量误差，应特别注意保证测量技术准确，建立可靠的测量效度。通常用所测个体的颅腔容积来校正不同个体间海马体积的变异。性别和年龄对海马体积的影响，可用回归分析的方法先确定两者的影响大小，再进行校正。

近年来的研究更多地强调MRI的边缘颞叶结构体积测量，因为人们都认为最敏感的影像学标志应该位于最早受损的脑区。几项用MRI测量海马结构体积的研究均提示海马结构萎缩是阿尔茨海默病早期敏感的诊断指标。

用MRI来测量脑血流是正在发展中的技术，称为功能性磁共振成像技术（fMRI）。fMRI可显示动态动脉血流影像。有报道fMRI和PET检测到的痴呆患者的脑灌注异常非常相似，两者的一致率可达78％。fMRI要依靠声呐成像技术和钆造影剂。fMRI可与认知功能检查同时进行，即所谓的认知激活试验。认知激活试验有望在不久的将来用于临床，但仍有许多实际操作和方法学问题有待解决。

磁共振波谱（MRS）是一种能够测量活体脑内某些化学物质的功能性成像技术，目前还不可能广泛用于临床，但将来的使用价值是很大的。MRS主要对$^1$H质子和$^{31}$P感兴趣。$^1$HMRS可产生一个含肌醇、N-乙酰门冬氨酸（NAA）、胆碱和肌酐的波谱。这些化学物质可提供神经元脱失、细胞膜磷脂和细胞能量代谢的信息。NAA信号最能反映神经元的情况，因为胶质组织不含这种氨基酸，因此，可间接测量神经元数量。用MRS检查测量NAA光谱峰值与肌酐峰值的比率可计算局部脑区神经元脱失数。对阿尔茨海默病研究发现，患者的额、顶、顶叶的联络皮质内NAA与肌酐的比率明显降低。脑内含胆碱物质的信号反映磷脂代谢和总胆碱贮存。研究阿尔茨海默病白质的胆碱信号所得的结果变异较大，可表现为减少、正常，甚至增加。这种变异可能系不同痴呆阶段磷脂和细胞膜代谢变化不同所致。理论上来说，$^{31}$P是能直接检测磷脂代谢和磷酸肌酐及ATP等能量代谢改变的方法。已有的研究显示，$^{31}$P MRS能探查到AD患者极小磷脂代谢产物的改变。

### （三）功能性脑成像

功能性脑成像是用放射性标记物来分析大脑糖代谢或脑血流，从而间接反映神经元的活动。目前常用的两种核医学方法是正电子发射断层摄影（PET）和单光子发射计算机断层摄影（SPECT）。SPECT在发现早期阿尔茨海默病方面似乎不如PET敏感，有两项研究发现，大约1/3的轻度阿尔茨海默病患者的脑血流灌注正常。

### 1. PET

用PET研究阿尔茨海默病患者的静息脑代谢和脑血流。绝大多数研究显示，阿尔茨海默病患者的全脑糖代谢和血流降低，在顶颞叶的联络皮质中降低最明显；代谢降低的程度为30%～70%；顶颞叶代谢降低通常是双侧性的；额叶联络皮质的代谢降低通常较轻，但在晚期病例则很明显。患者的感觉运动皮质、视觉皮质、基底核和小脑的代谢值与正常对照组无显著性差异。

### 2. SPECT

SPECT检查比较简便、易行。绝大部分的研究都证实阿尔茨海默病的双侧颞顶叶血流灌注下降，可伴有或不伴有轻度额叶灌注下降。有相当一部分人左、右半球灌注不对称，甚至单侧颞顶叶血流灌注下降。

在阿尔茨海默病患者的胆碱能神经元突触的乙酰胆碱能活性降低的基础上，已有用特异的PET和SPECT配体来测量活体中胆碱能受体分布的预初研究。一项研究显示，M胆碱受体随年龄增加而有减少，但阿尔茨海默病和伴痴呆的帕金森病减少非常明显。

## 四、电生理检查

### （一）脑电图检查

脑电图（EEG）操作比较简单，而且可以多次重复检查，是一种使用广泛和相对便宜的非侵入性辅助检查工具，对痴呆的临床诊断和鉴别诊断有帮助。

阿尔茨海默病的常规脑电图可显示与年龄相关的脑电减弱表现，即对称性的枕部α优势节律减慢，波幅降低；晚期θ波和δ波增加。

现在数字化脑电资料的分析，又称定量脑电图（qEEG）大大改进了脑电资料的可信度和可比性，使得在病程中发现细微脑电变化的可能性增大。qEEG对于慢性退行性脑病的早期诊断价值要超过常规EEG。qEEG可反映传导通路的损害情况，有助于痴呆的诊断和治疗评价。不同脑区电活动的同步性可用来鉴别阿尔茨海默病与血管性痴呆，还可以发现与脑室周围白质病变有关的传导通路功能异常。少数研究还发现阿尔茨海默病患者经胆碱酯酶抑制剂治疗后，皮质脑电活动呈正常化改善，认为有助于抗阿尔茨海默病药的筛选。

### （二）诱发电位

诱发电位是指施加一个刺激（声、光或体感刺激）所引起的人脑的微弱电变化。反复检测诱发电位可作为动态观察病情严重程度和进展快慢的手段之一，且有助于早期诊断。

P300也称P3b，是一个在头皮电极上记录到的、出现在刺激发生后300 ms左右的电位，由刺激序列中的低概率事件诱发。一般认为P300反映被检测者的工作记忆、检测过程中的刺激分类和反应选择等认知功能。P300潜伏期延长可能与痴呆患者的短期记忆障碍、注意力障碍等认知功能改变有关。阿尔茨海默病患者通常表现P300潜伏期延长和波幅降低，但P300异常亦可见于其他疾病如精神分裂症等，其临床意义还有待于更敏感的检测程序。

## 五、基因检测

有痴呆家族史的痴呆患者与散发性痴呆患者均应进行基因检测以明确诊断。

基因诊断应在专业的、有资质的检测机构进行，以确保检测的准确性。

**专家释疑**：通过恰当的检查对于痴呆的诊断及鉴别诊断有着重要的意义。

**专家提醒**：对于有临床表现的患者除了进行详细的病史询问、体格检查及痴呆量表检查，还要进行血液、影像学、电生理方面的检查，有必要的患者还需完成腰穿脑脊液的检查，对有家族史或散发患者均应抽血完成基因检测。

# 第五章　痴呆的诊断

痴呆是一组疾病，由不同的病因及病理机制所引发的一类症状，不是一个独立的疾病。所以，痴呆的诊断包含两个方面：首先确定是否为痴呆，可采用世界卫生组织《国际疾病分类》第10版（ICD-10）和美国精神病学会《精神疾病诊断与统计手册》第4版（DSM-Ⅳ）的诊断标准；其次是确定哪一类型的痴呆，即病因诊断。痴呆的诊断包含痴呆本身的诊断和痴呆亚型的诊断。

## 一、痴呆的诊断标准

表5-1　ICD — 10痴呆诊断标准

| |
| --- |
| 1. 痴呆的证据及严重程度<br>（1）学习新东西发生障碍，严重者对以往的事情回忆有障碍，损害的内容可以是词语或非词语部分。不仅是根据患者的主诉，而且通过客观做出上述障碍的评价。并根据下列标准分为轻、中和重度损害<br>　　1）轻度：记忆障碍涉及日常生活，但仍能独立生活，主要影响近期记忆，远期记忆可以受或不受影响<br>　　2）中度：较严重的记忆障碍，已影响到患者的独立生活，可有括约肌功能障碍<br>　　3）重度：严重的记忆障碍，完全需他人照顾，有明显的括约肌功能障碍<br>（2）通过病史及神经心理检查证实智能衰退，思维和判断受影响<br>　　1）轻度：其智能障碍影响到患者的日常生活，但患者仍能独立生活，完成复杂任务有明显障碍<br>　　2）中度：智能障碍影响到患者的独立日常生活，需他人照顾，对任何事物完全缺乏兴趣<br>　　3）重度：完全依赖他人照顾 |

（续表）

| 2. 出现上述功能障碍过程中，不伴意识障碍，且不发生谵妄时 |
| --- |
| 3. 可伴有情感、社会行为和主动性障碍 |
| 4. 临床诊断出现记忆和/或智能障碍至少持续6个月以上。出现下列皮质损害的体征更支持诊断，如失语、失认、失用。影响学出现相应的改变，包括CT、MRI、SPECT和PET等 |

表5-2　DSM-IV痴呆诊断标准

| 1. 认知功能障碍表现在以下两个方面：<br>（1）记忆力障碍（包括近和远记忆障碍）<br>　　1）近记忆障碍：表现为基础记忆障碍，通过数字广度测试至少有三位数字记忆<br>　　　　障碍，间隔5分钟后不能复述三个词或三件物品名称<br>　　2）远记忆障碍：表现为不能回忆本人的经历或一些常识<br>（2）认知功能损害至少具有下列一项<br>　　1）失语：除经典的各种类型失语症外，还包括找词困难，表现为缺乏名词和动<br>　　　　词的空洞语言，类比性命名困难表现在一分钟内能说出动物的名称数，痴呆患<br>　　　　者常少于10个，且常有重复<br>　　2）失用：包括观念运动性失用及运动性失用<br>　　3）失认：包括视觉和触觉性失认<br>　　4）抽象思维或判断力损害：包括计划、组织、程序及思维能力损害 |
| --- |
| 2. 上述（1）（2）两类认知功能障碍明显干扰了职业和社交活动，或与个人以往相比明显减退 |
| 3. 不只是发生在谵妄病程之中 |
| 4. 上述损害不能用其他的精神及情感性疾病来解释（如抑郁症、精神分裂症等） |

## 二、阿尔茨海默病的诊断标准

阿尔茨海默病是老年期痴呆的主要原因，约占老年期痴呆的2/3。目前常用的阿尔茨海默病诊断标准是美国《精神疾病诊断与统计手册》修订第4版（DSM-IV-R）的标准和美国国立神经病学、语言障碍和卒中-老年性痴呆和相关疾病学会工作组（NINCDS-ADRDA）的阿尔茨海默病的诊断标准（表5-3，表5-4）。其中NINCDS-ADRDA标准在研究中更常应用。

表5-3 DSM-Ⅳ-R的阿尔茨海默病诊断标准

---

1. 发生多方面的认知缺陷，表现为下列两项者：
   （1）记忆缺损（学习新信息的能力缺损或不能回忆以前学到的信息）
   （2）至少有下列认知障碍之一：
   　　1）失语
   　　2）失用
   　　3）失认
   　　4）执行管理功能的障碍（即计划、组织、安排次序、抽象）

2. 上述（1）（2）的认知缺陷导致社交或职业功能的缺损，并可发现这些功能明显不如以前

3. 病程的特点是逐渐起病，持续减退

4. 符合上述（1）（2）的认知缺陷，并非由于下列原因：
   （1）其他能导致记忆和认知缺陷的中枢神经系统情况（如脑血管疾病、帕金森病、亨廷顿病、硬膜下血肿、正常颅压脑积水、脑瘤）
   （2）已知能导致痴呆的系统性情况（如甲状腺功能减低、维生素 $B_1$ 和维生素 $B_{12}$ 缺乏、烟酸缺乏、低血钙、神经梅毒、HIV感染）
   （3）某些物质所致的痴呆

5. 这些缺陷并非由于谵妄所致

6. 此障碍并非由于其他精神障碍所致（如抑郁症、精神分裂症等）

---

表5-4 NINCDS-ADRDA的阿尔茨海默病诊断标准

---

1. 很可能的阿尔茨海默病标准
   （1）临床检查有痴呆，并由神经心理检查确定
   （2）进行性恶化
   （3）意识状态无改变
   （4）40～90岁起病，常在60岁以后
   （5）能够排除其他系统性疾病和其他器质性脑病所致的记忆或认知障碍

2. 确定阿尔茨海默病标准：临床符合很可能老年性痴呆标准，且有病理学证据

3. 支持可能诊断标准
   （1）特殊认知功能的进行性衰退（如失语、失认、失用）
   （2）影响日常生活能力，且有行为的改变
   （3）家族中有类似的患者

---

（续表）

| |
|---|
| （4）实验室检查结果：腰椎穿刺压力正常；脑电图正常或无特殊性的改变，如慢波增加；CT或MRI证实有脑萎缩，且随诊检查有进行性加重 |
| 4. 怀疑标准<br>（1）发病或病程中缺乏足以解释痴呆的神经、精神及全身性疾病<br>（2）痴呆合并全身或脑部损害，但不能把这些损害解释为痴呆的病因<br>（3）无明显病因的单项认知功能进行性损害 |
| 5. 排除阿尔茨海默病的标准<br>（1）突然及卒中样发作<br>（2）病程早期出现局灶的神经系统体征，如偏瘫、感觉障碍和视野缺损等<br>（3）发病或病程早期出现癫痫或步态异常 |
| 6. 为研究方便，可分为下列几型：<br>（1）家族型<br>（2）早发型（发病年龄＜65岁）<br>（3）21号染色体三联体型<br>（4）合并其他变性疾病，如帕金森病等 |

上述两个标准要求患者首先符合痴呆的标准，然后起病和发展形式符合阿尔茨海默病的特征，排除其他因素导致的痴呆，容易漏诊早期阿尔茨海默病的患者，而且因缺乏明确的诊断性标记物，导致其特异度较低。2007年《柳叶刀神经病学》刊载了修订NINCDS-ADRDA标准的新阿尔茨海默病诊断标准（表5-5）。该标准直接以阿尔茨海默病的临床特征和客观标记物为诊断条件，有利于对阿尔茨海默病的早期诊断。

表5-5　NINCDS-ADRDA修订研究用阿尔茨海默病诊断标准

| **很可能阿尔茨海默病标准：符合1，同时具有2中的一条或以上** |
|---|
| 1. 核心条件：早期突出的情景记忆损害，包括以下3点<br>（1）患者本人主诉或知情者报告的记忆障碍，缓慢起病，逐渐进展，持续6个月以上<br>（2）检查发现情景记忆明显损害的客观证据：常表现为回忆障碍，而且在有效编码的前提下，线索提示或再认不能够明显改善各种回忆障碍或使之正常<br>（3）在阿尔茨海默病的早期或伴随疾病的进展，情景记忆障碍单独存在或与其他认知异常并存 |

（续表）

| 很可能阿尔茨海默病标准：符合1，同时具有2中的一条或以上 |
| --- |
| 2. 支持条件<br>（1）内侧颞叶萎缩：应用感兴趣区体积定量或肉眼体积定量技术，患者脑MRI显示海马、内嗅皮质、杏仁核萎缩（与年龄匹配的常模比较） |
| （2）脑脊液标志物异常<br>　　1）Aβ1-42水平降低，总tau或者异常磷酸化的tau增高，或者三者同时存在<br>　　2）其他以后将发现的标志物<br>（3）特征模式的PET功能影像<br>　　1）双侧颞顶叶葡萄糖代谢减低<br>　　2）将来被确认有效的新型的配体，包括匹茨堡B复合物（PiB）或18F-FDDNP<br>　　　等显示患者脑内存在阿尔茨海默病病理改变<br>（4）患者为已被证实的常染色体显性遗传阿尔茨海默病家系的直系成员 |
| 3. 排除标准<br>（1）病史<br>　　1）突然起病<br>　　2）早期出现以下症状：步态异常、癫痫、行为异常等<br>（2）临床特征<br>　　1）局灶性神经系统体征，包括偏瘫、感觉障碍、视野缺损<br>　　2）早期出现的锥体外系体征<br>（3）其他可以解释患者记忆障碍和相关症状的疾病<br>　　1）阿尔茨海默病以外的痴呆<br>　　2）抑郁<br>　　3）脑血管病<br>　　4）中毒和代谢性疾病（可能需要特殊的检查）<br>　　5）MRI FLAIR加权像或$T_2$加权像显示与感染或血管病变一致的内侧颞叶异常 |

## 三、血管性痴呆的诊断标准

血管性痴呆指缺血性、出血性脑血管疾病引起的脑损害所致的痴呆，是老年期痴呆中第二位重要的疾病。2002年，中华医学会神经病学分会组织了北京、上海、广州的部分神经科教授，在参照国外各种标准的基础上，于2002年制订了我国的关于血管性痴呆诊断标准草案。在研究中还经常使用Hachinski缺血计分表（见表3-3）和改良Hachinski缺血计分表来区别阿尔茨海默病和血管性痴呆（表5-6）。

**表5-6 我国血管性痴呆诊断标准**

A 临床很可能血管性痴呆

  1. 痴呆：符合DSM-Ⅳ-R的诊断标准，主要表现为认知功能明显下降，尤其是自身前后对比，记忆力下降，以及2个以上认知功能障碍，如定向、注意、言语、视空间功能、执行功能、运动控制等，其严重程度已干扰日常生活，并经神经心理学测试证实

  2. 脑血管疾病的诊断：临床检查有局灶性神经系统症状和体征。如偏瘫、中枢性面瘫、感觉障碍、偏盲、言语障碍等，符合CT/MRI上相应病灶，可有/无卒中史。影像学表现：多个腔隙性脑梗死或大梗死灶或重要功能部位的梗死（如丘脑、基底前脑），或广泛的脑室周围白质损害

  3. 痴呆与脑血管密切相关，痴呆发生于卒中后3个月内，并持续6个月以上；或者认知功能障碍突然加重，或波动，或呈阶梯样逐渐发展

  4. 支持血管性痴呆诊断：① 认知功能损害不均匀性（斑块状损害）；② 人格相对完整；③ 病程波动，多次脑卒中史；④ 可呈现步态障碍、假性延髓麻痹等体征；⑤ 存在脑血管病的危险因素

B 可能为血管性痴呆

  1. 符合上述痴呆的诊断

  2. 有脑血管病和局灶性神经系统体征

  3. 痴呆和脑血管病可能有关，但在时间或影像学方面证据不足

C 确诊血管性痴呆

临床诊断为很可能或可能的血管性痴呆，并由尸检或活检证实不含超过年龄相关的神经纤维缠结（NFTs）和老年斑（SP）数，以及其他变性疾患组织学特征

D 排除性诊断（排除其他原因所致的痴呆）

  1. 意识障碍

  2. 其他神经系统疾病所致的痴呆（如阿尔茨海默病）等

  3. 全身性疾病引起的痴呆

  4. 精神疾病（如抑郁症、精神分裂症等）

# 第六章　痴呆的治疗

## 一、痴呆的药物治疗

对于痴呆，目前仍无有效的药物可获得满意的疗效，临床用药的目的多在于延缓疾病的发展，改善患者生活质量等。当前痴呆的药物治疗主要针对两个方面的症状：认知功能障碍，包括记忆减退、定向力及语言等方面障碍；痴呆的精神行为异常等。

针对认知功能障碍的治疗，应用较广的药物包括胆碱酯酶抑制剂与兴奋性氨基酸受体拮抗剂，其中胆碱酯酶抑制剂主要包括多奈哌齐、卡巴拉汀、加兰他敏、石杉碱甲等；兴奋性氨基酸受体拮抗剂目前主要是美金刚。

针对痴呆的精神行为症状的治疗，主要包括一些抗精神病药、抗抑郁药及抗焦虑药等。

## 二、阿尔茨海默病的药物治疗

### （一）胆碱酯酶抑制剂

痴呆的一个主要原因是脑内乙酰胆碱不足，导致患者记忆减退、定向力丧失、行为和个性改变等，胆碱酯酶抑制剂可以抑制乙酰和丁酰胆碱酯酶，提高突触间隙乙酰胆碱含量，并激活突触后神经元，是现今治疗轻-中度阿尔茨海默病的一线药物，主要包括多奈哌齐、卡巴拉汀、加兰他敏、石杉碱

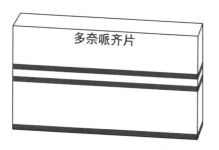

图6-1 多奈哌齐片

甲等。多奈哌齐、卡巴拉汀、加兰他敏治疗轻-中度阿尔茨海默病患者改善认知功能、总体印象和日常生活能力疗效确切；石杉碱甲治疗阿尔茨海默病研究文献报道较少。

（1）多奈哌齐是目前临床应用治疗阿尔茨海默病常见的药物，该药安全性良好。一般推荐剂量为每日5 mg或10 mg，从5 mg起用，部分患者一直服用每日5 mg睡前服用，可减少胃肠道不良反应，如果出现失眠，可在白天服用。最常见的不良反应是腹泻、肌肉痉挛、乏力、恶心、呕吐和失眠等。此药的吸收不受食物影响（图6-1）。

（2）卡巴拉汀近年来开始应用于临床。该药安全性及耐受性良好。卡巴拉汀一般服药方法：每日2次，与早、晚餐同服，应整粒胶囊吞服，不可掰开。起始剂量：每次1.5 mg，每日2次。递增剂量：患者服用至少2周以后对此剂量耐受良好，可将剂量增至每次3 mg，每日2次；当患者继续服用至少2周以后对此剂量耐受良好，可逐渐增加剂量至每次4.5 mg，以至每次6 mg，每日2次。如服药治疗中出现不良反应如恶心、呕吐、腹痛、食欲减退或体重下降，应将每日剂量减至患者能够耐受的剂量为止。维持剂量：1.5～6 mg，每日2次。获得最佳疗效的患者应维持其最高的且耐受良好的剂量（图6-2）。

（3）加兰他敏提取于石蒜，20世纪50年代后期，加兰他敏应用于治疗神经运动系统疾病，如脊髓灰质炎后遗症、神经元和重症肌无力等，1987年开始应

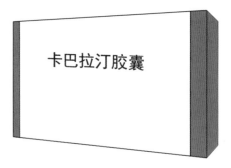

图6-2 卡巴拉汀胶囊

用于阿尔茨海默病的治疗实验，1995年批准为阿尔茨海默病的治疗用药，目前已广泛应用于国外的临床。加兰他敏一般用法：口服液，每日2次，每次1 mL，于早餐及晚餐时与食物同服；服用4周后加大剂量至每次2 mL，

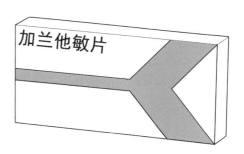

图6-3 加兰他敏片

每日2次；部分患者还可在4周后加药至每次3 mL，每日2次。主要不良反应有恶心、呕吐、腹泻、腹痛、消化不良、食欲减退、头痛、头晕、嗜睡及体重下降，有严重肝肾功能损害应禁用（图6-3）。

（4）石杉碱甲是我国研制的一种高选择性的胆碱酯酶抑制剂，是从植物千层塔（蛇足石杉）中提取的生物碱。石杉碱甲一般用法：每次50 μg，每日2次，间隔6小时，一般为清晨及下午各服1次；1周后增至每次100 μg，每日2次；以后每隔1周再增50 μg，至每次200 μg，每日2次；如有不良反应，可退至前一次剂量（图6-4）。少数患者服药后见耳鸣、头晕、肌束颤动、出汗、腹痛等；个别病人有瞳孔缩小、呕吐、大便增加、视力模糊、心率改变、流涎、嗜睡等不良反应。上述不良反应的出现率低，且均可自行消失。该药禁用于心绞痛、支气管哮喘、机械性肠梗阻。

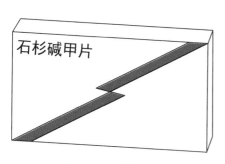

图6-4 石杉碱甲片

目前有研究证实在阿尔茨海默病治疗中使用胆碱酯酶抑制剂治疗1～5年内，可延缓阿尔茨海默病认知障碍衰退的进程，患者的认知功能和总体功能下降程度减慢。

应用某一胆碱酯酶抑制剂治疗无效或因不良反应不能耐受时，可根据患者病情及出现不良反应程度，选择停药或调换其他胆碱酯酶抑制剂进行治疗，

治疗过程中严格观察患者可能出现的不良反应。在开始用药前，必须与患者或知情人充分讨论治疗益处及其可能出现的不良反应。

### （二）兴奋性氨基酸受体拮抗剂

N-甲基-D-天冬氨酸（NMDA）受体开放是完成记忆-长时程效应的一个重要环节。阿尔茨海默病时NMDA受体处于持续的轻度激活状态，导致记忆-长时程效应缺失，认知功能受损，同时引发钙超载、细胞凋亡等兴奋性氨基酸毒性。

美金刚是一种NMDA受体拮抗剂，为美国FDA批准的第一个用于治疗中、重度痴呆治疗药物。研究证实美金刚治疗中、重度阿尔茨海默病可改善认知功能、日常生活能力、全面能力及精神行为症状。美金刚推荐每日最大剂量为20 mg。为了减少不良反应的发生，在治疗的前3周应按每周递增5 mg剂量的方法逐渐达到维持剂量，具体如下：治疗第1周的剂量为每日5 mg（半片，晨服）；第2周每日10 mg（1片，晨服）；第3周每日15 mg（早上服1片，下午服半片）；第4周开始以后服用推荐的维持剂量每天20 mg（2片，晨服）。美金刚片剂可空腹服用，也可随食物同服。本品的常见不良反应（发生率低于2%）有幻觉、意识混沌、头晕、头痛和疲倦；少见的不良反应（发生率为0.1%～1%）有焦虑、肌张力增高、呕吐、膀胱炎和性欲增加。同样，在开始用药前，必须与患者或知情人充分讨论治疗益处及其可能出现的不良反应（图6-5）。

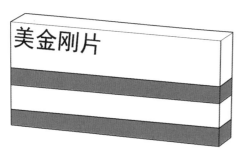

图6-5 美金刚片

### （三）中药

研究认为中药含有多种有效成分，可同时发挥多种作用靶点的药理特点，符合阿尔茨海默病多因素、多种病理机制的发病特点。现有报道对阿尔茨海默病可能有治疗作用的重要主要包括：银杏叶提取物和鼠尾草提取物。此外，新近发现含有何首乌磷脂前体、维生素$B_6$、维生素C和叶酸等成分保健食品对轻度阿尔茨海默病有效（图6-6）。

尽管中药治疗阿尔茨海默病已有一些研究，但因现有试验缺乏在诊断标准、疗效评价等方面的一致性，因此中药提取物作为阿尔茨海默病治疗药物尚缺乏足够的证据。

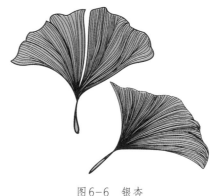

图6-6　银杏

### （四）其他药物

钙拮抗剂如尼莫地平片易于通过血脑屏障，选择性扩张脑血管，减少因钙离子内流造成的神经细胞损伤或死亡，从而改善记忆和认知功能。使用雌激素治疗老年痴呆症可以缓解女性患者的症状，并可以延缓或防止患者病情发展。研究认为，雌激素的这方面作用与其抗氧化，减少淀粉样蛋白沉积对细胞的损伤，促进神经元的修复，防止神经细胞死亡等有关。经常服用阿司匹林或消炎镇痛药物的老年人患老年痴呆和认知障碍的危险性明显降低。小剂量阿司匹林可以减少老年痴呆症恶化。这是因为阿司匹林具有增强脑血流量，防止血液凝固的作用。维生素E是重要的抗氧化剂，具有自由基代谢的神经保护作用，还可能通过抑制和清除脑内β-淀粉样蛋白沉积，产生延缓衰老的作用。其他自由基清除剂还有，褪黑素、姜黄素、去铁胺、艾地苯醌、甲磺酸替拉扎特等。维生素C具有清除自由基、抗氧化作用，能够稳定细胞膜。奥拉西坦、茴拉西坦治疗阿尔茨海默病均显示有效。但以上药物均缺乏充足的证据证实其对阿尔茨海默病的疗效。

针对临床已有广泛使用的尼麦角林、尼莫地平、司来吉兰等药物进行分析显示，没有足够的医学证据证实对阿尔茨海默病改善临床症状有效，但作为胆碱酯酶抑制剂、兴奋性氨基酸受体拮抗剂协同药治疗阿尔茨海默病可能有效。

## 三、血管性痴呆的药物治疗

除治疗脑血管疾病，治疗药物与阿尔茨海默病基本相同。

## 四、痴呆的精神行为症状的治疗

治疗痴呆患者的精神行为症状主要是为了减轻患者症状，提高患者、家属或照料者生活的安全性和舒适性。如果症状轻，危险程度很小，尽可能以非药物治疗（心理安慰治疗）来改善症状。非药物治疗主要是指医生通过语言、情感和行为来影响患者的心理和行为，进而改善或解除症状（图6-7）。

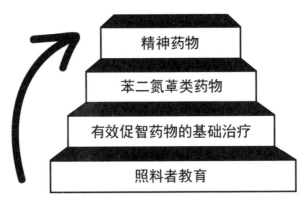

图6-7　痴呆患者精神行为症状的阶梯治疗

精神行为症状与认知功能损害有关，认知功能改善，精神行为症状也会减轻。

严重的精神行为症状需使用精神药物治疗。使用精神药物与否应根据患者的痛苦水平和症状对患者及照料者的危害程度来定。如果症状使患者很痛苦或伴随的冲动、攻击行为使患者或他人处于危险之中，则是用药的适应证。

治疗痴呆精神行为症状的药物主要有抗精神病药、抗抑郁药及抗焦虑药，精神药物的使用应遵循低起始剂量、缓慢加量，直至症状改善。

**（一）抗精神病药**

痴呆患者由于脑器质性病变和躯体衰老，代谢和排泄能力均下降，容易发生药物中毒，对抗精神病药的耐受性较差，故治疗剂量通常只是青壮年剂量的1/3～1/2。目前应用较多的如利培酮、奥氮平、喹硫平等新型抗精神病药物，起始剂量分别为每日0.5～1 mg、2.5～5 mg、12.5～25 mg，可根据患者病情及耐受性选择药物并缓慢调整剂量。

**（二）抗抑郁药**

抑郁是痴呆患者的常见表现，有效的抗抑郁治疗能改善认知功能与患者的生活质量。选择性5-羟色胺再摄取抑制剂不良反应少，服用方便，每天只需服药1次，药物比较安全。该类药物包括氟西汀、帕罗西汀、舍曲林、西酞普兰、艾司西酞普兰等，有效治疗剂量分别为每天20 mg、10～20 mg、25～50 mg、10～20 mg。主要不良反应有恶心、呕吐、腹泻、失眠、静坐不能、震颤、性功能障碍和体重减轻等。米氮平是一类去甲肾上腺素和特异性5-羟色胺能抗抑郁药，为双受体阻滞剂，起效快，抗抑郁作用强，为新一代的抗抑郁药。

**（三）抗焦虑药**

主要是苯二氮䓬类药，用于痴呆患者焦虑、睡眠障碍的治疗。该类药的差异主要是半衰期的长短和镇静作用的强弱。一般分为长效制剂（半衰期20小时左右）如地西泮（安定）、氯硝西泮等；中效制剂（半衰期10小时左右）如阿普唑仑、艾司唑仑等；短效制剂（半衰期3小时左右）如咪达唑仑等。常见不良反应有嗜睡、头晕、走路不稳、记忆下降、呼吸抑制、耐药、成瘾、撤药综合征等。治疗痴呆患者的睡眠障碍是为了减少或减轻失眠、易醒和昼夜混乱，以增加患者的舒适，减轻患者家属和照料者的痛苦。

## 五、痴呆患者服药注意事项

凡经医生诊断为痴呆的患者，无论病程长短，常常需要接受药物治疗，一般以口服给药为主。在家照料痴呆患者服药应注意以下几点。

（1）痴呆老人常忘记吃药、吃错药，或忘了已经服过药又过量服用，所以老人服药时必须有人在旁陪伴，帮助患者将药全部服下，以免遗忘或错服。

（2）对伴有抑郁症、幻觉和自杀倾向的痴呆患者，家人一定要把药品管理好，放到患者拿不到或找不到的地方。

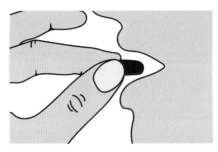

图6-8 患者服药需有专人陪伴

（3）痴呆老人常常不承认自己有病，或者常因幻觉、多疑而认为家人给的是毒药，所以他们常常拒绝服药。这就需要家人耐心说服，向患者解释，可以将药研碎拌在饭中吃下，对拒绝服药的患者，一定要看着患者把药吃下，让患者张开嘴，看看是否咽下，防止患者在无人看管后将药吐掉（图6-8）。

（4）痴呆患者服药后常不能诉说其不适，家属要细心观察患者有何不良反应，及时调整给药方案。

（5）卧床患者、吞咽困难的患者不宜吞服药片，最好研碎后溶于水中服用。昏迷的患者要下鼻饲管，应由胃管注入药物。通过散步等改善昼夜生活节奏，将有纪念意义的照片、纪念品等放置在患者旁边给予安心感，药物以外的手段也被认为对患者的失眠、不安等症状有效。

## 六、痴呆患者的非药物治疗

### （一）食疗

（1）富含纤维素的食物：如谷类，麦类，特别是含有丰富纤维素的燕麦。

（2）蔬菜中芹菜、黄花菜都有益于大脑的健康保护。苹果等富有维生素的水果也是被推荐的食品。

（3）富含卵磷脂的食物：如大豆类制品、蘑菇。卵磷脂是神经细胞代谢修复的重要物质。

（4）各类坚果：花生、核桃、松子、榛子、葵花籽也含丰富的亚油酸，对神经细胞有保护作用。

（5）日常饮食宜多样化，不宜过饱。要做到高蛋白质，高维生素，高纤维，低胆固醇，低脂肪，低糖，低盐饮食（图6-9）。

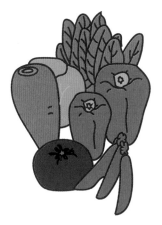

图6-9 痴呆患者饮食调理

### （二）情志治疗

鼓励老年人多参加社会活动，有轻度症状的患者应进行力所能及的体力活动运动，多动手动脑，稳定情绪，减少不良刺激。听音乐，读书看报，或在护理人员的指导下进行适当的益智活动（图6-10）。

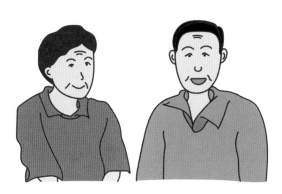

图6-10 鼓励患者多与家人交流

### （三）智力训练

勤于动脑，以延缓大脑老化。有研究显示，常用脑，常做有趣的事，可保持头脑灵敏，锻炼脑细胞反应敏捷度，整日无所事事的人患痴呆症的比例高。老年人应保持活力，多用脑，如多看书，学习新事物，培养多种业余爱好，可活跃脑细胞，防止大脑老化。广泛接触各方面人群，对维护脑力有益。和朋友谈天，打麻将、下棋等都可激荡脑力，刺激神经细胞活力。

**（四）精神调养**

人们常说："笑一笑，十年少。"这说明精神之调养重在调节七情之气，注意保持乐观情绪，应节思虑、去忧愁、防惊恐，要宁静无惧，恬淡虚无，与世不争，知足常乐，清心寡欲。做到外不受物欲的诱惑，内不存情感的激扰。这样气血调和，健康不衰。注意维持人际关系，避免长期陷入忧郁的情绪及患上忧郁症，避免精神刺激，以防止大脑组织功能的损害。另外，家庭和睦可以保持心情愉快，能增强抗病能力。

**（五）体育锻炼**

许多人都知道，运动可降低卒中概率。事实上，运动还可促进神经生长素的产生，预防大脑退化。实践证明，适当的体育锻炼有益于健康，如坚持散步、打太极拳、做保健操或练气功等，有利于大脑抑制功能的解除，提高中枢神经系统的活动水平。但要循序渐进，量力而行，持之以恒，方可达到理想效果。除整体性全身活动外，尽量多活动手指（图6-11）。

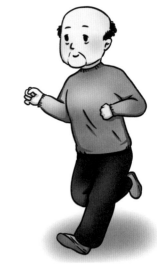

图6-11　鼓励患者进行适当的锻炼

**（六）起居饮食**

起居饮食要有规律，不能变化无常。一般应早睡早起，定时进食，定时排便，注意保持大便的通畅。在膳食上，一般要注意以下几点：① 强调做到"三定、三高、三低和两戒"，即定时、定量、定质，高蛋白质、高不饱和脂肪酸、高维生素，低脂肪、低热量、低盐和戒烟、戒酒。② 避免使用铝制饮具。③ 补充有益的矿物质。

专家释疑：美金刚与胆碱酯酶抑制剂两种类型药物作用机制的差别，支持两者在治疗中联合应用。研究证实美金刚与胆碱酯酶抑制剂合用也可治疗中－重度阿尔茨海默病，能有效改善患者认知功能及日常生活能力，且与单独使用胆碱酯酶抑制剂相比，并不增加不良反应发生率。

专家提醒：到目前为止还未找到可以根治老年期痴呆的药物，只能用药物来缓解发病症状，在某种程度上防止痴呆的进展。

# 第七章 老年期痴呆症患者如何积极筹划未来的生活

如果您被确诊为老年期痴呆症，您一定要相信，您的生活并没有结束。您同样可以选择过丰富的、有意义的生活，来保持您身体和精神的健康，如参加您喜欢的活动，花时间和家人、朋友在一起。但患有老年期痴呆症意味着您要比预想的提前应对生活的改变（图7-1）。

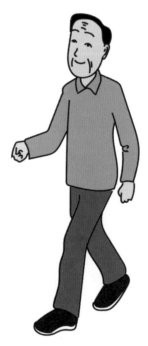

图7-1 老年期痴呆症患者积极面对生活

## 一、保持身体健康，改善生活质量

见图7-2。

- 定期体检
- 按时服药
- 健康饮食
- 戒烟限酒
- 天天锻炼
- 避免劳累
- 控制情绪

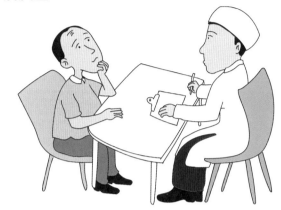

图7-2　定期检查

---

**老年期痴呆科学防治观**

查与不查不一样，早期检查辨真伪，晚年生活巧安排

治与不治不一样，积极治疗好处多，任其自然更痴呆

早治晚治不一样，早期治疗是关键，延缓病情不发展

长治短治不一样，维持治疗最重要，功能保持减负担

---

## 二、应对情绪波动

被确诊后，您可能会不相信医生的诊断，无法正视自己，对生活的改变感到沮丧甚至愤怒，也会担心没人理解您，害怕失去身边最重要的人（图7-3）。

您可以尝试以下建议（图7-4）：

- 记录您的感受和经历。

- 和医生探讨合适的治疗方案。

- 加入老年痴呆病友俱乐部或相关团体。

- 和能够帮助您满足精神需求的人多交流。

- 和家人、朋友分享您的感受。

- 做您喜欢且力所能及的活动。

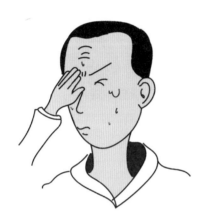

图7-3　应对情绪波动

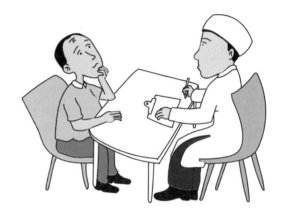

图7-4　和医生探讨合适的治疗方法

## 三、重新面对家人

### 1. 和家人分享您的诊断结果

如实说出您对诊断结果的真切感受，也允许家人表达他们的真实感受；和家人一起学习老年期痴呆症的知识；告诉他们，您还是想继续享受他们的陪伴，需要时请他们给予您帮助和支持（图7-5）。

### 2. 和您的伴侣合作

您的伴侣可能会因为疾病给你们之间关系带来的改变而感到失落。以下建议可能会有助于改善你们之间的关系：

- 做您力所能及能干的活儿。

- 根据您的能力来调整活动的内容。

- 多与伴侣沟通，告诉您的伴侣怎么能帮到您。

- 一起收集并讨论关于照护服务和费用的相关信息，比如护工、家政等，需要时可以随时咨询。

- 就家庭关系中的新问题寻求专业咨询。

- 继续寻找您和伴侣之间满足亲密需要的好方法。

- 鼓励您的伴侣参加社会活动（图7-6）。

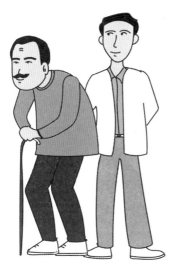

图7-5　关爱老人

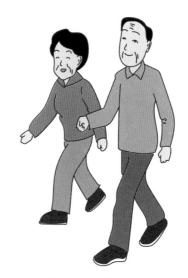

图7-6　与伴侣合作

## 四、应对生活的改变

### （一）日常生活问题

当您发现过去很容易做到的日常生活活动变得日益困难，如买菜、做饭、干家务活儿。我们建议您：

- 用一天中感觉最好的时候来做比较难的事儿。

- 给自己充足的时间完成一件事，别让其他人催您完成。

- 如果觉得太难做，先休息一下。

● 让别人来帮您完成这件事儿。

## （二）使用记忆辅助小贴士

见图7-7。

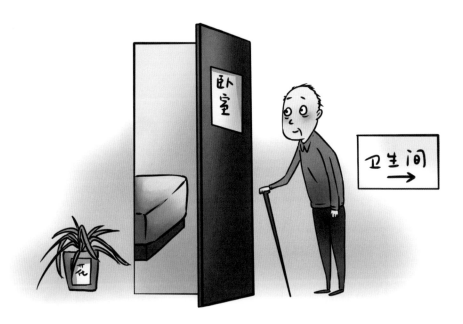

图7-7　使用记忆辅助小贴士

● 列出每日的日程表，如起床、用餐、服药、运动、午休、晚上睡觉的
具体时间。

● 详细列出某项工作的具体步骤，如煮饭、怎么用电脑。

● 贴标签，让标签帮助您找到东西，如在抽屉上贴上里面储存内容的指
示标签。

● 在电话机旁贴上最重要的电话号码。

● 在您最常见的人的照片上贴上他们的名字。

● 粘贴提醒关门窗、电器、煤气的提示条。

● 在药瓶上写上服药的时间和剂量。

- 随身携带一个记事本，上面写有：详细的家庭地址、联系人的名字、电话号码；任何您想坚持的想法和主意、预约及其他您认为重要的事情。

## 五、解决工作问题

如果您被诊断为老年期痴呆症时仍在工作，您将需要对工作做出调整或重新定位。为帮您做出抉择，有以下建议。

- 只要您和您的医生认为您可以继续工作，那就继续工作。
- 跟您的上司谈论您的诊断结果、目前的病情，向他提供一些关于本病的科普材料，或者让您的亲人或医生帮助解释您的情况。
- 跟上司讨论是否可以考虑将您调到更合适的岗位，以适应您目前的能力。
- 征求上司意见，是否还要告知其他人您的诊断结果，比如您的同事或客户。
- 告诉您的同事，您因为记忆力下降和精力减退而可能在工作中出现的状况，获得他们的理解和包涵。
- 借助日历、提醒小贴士、备忘录，帮助您有效地完成工作。
- 考虑提前退休的可能。
- 学习相关的社会福利和劳动保障制度和知识，保护自己的权益。
- 如果您提前退休，建议您继续从事一些可以代替工作的活动，比如最喜欢的业余爱好、志愿者工作、社团活动等，最好不要突然闲下来。

## 六、是否还能开车

有研究显示：早期老年痴呆和轻度老年痴呆的患者发生交通事故的概率要比同龄正常人多，并且驾驶记录也更为糟糕。老年痴呆症患者驾车有如下特

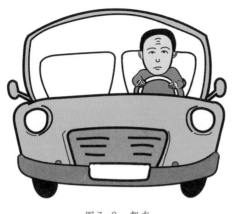

图7-8 驾车

点：不能同时注意到各种情况，对自己观察到的现象不能做出正确判断，以及难以长时间地集中注意力等。

在我国，根据相关规定：有器质性心脏病、癫痫病、梅尼埃病、眩晕症、癔症、震颤麻痹、精神病、痴呆，以及影响肢体活动的神经系统疾病等妨碍安全驾驶疾病的都不能申请驾驶执照（图7-8）。

因此，开车对您来讲可能已经不再安全，出门需要选择其他的交通途径，比如由家人或朋友驾车，或者由专人陪同您乘坐合适的交通工具。

## 七、处理法律和财务问题

从律师那里寻求法律咨询和服务，指定您的法定代表人，当您将来没有自主能力时，法定代表人可以为您做决定。同时制定一个法律文书，把财务管理也转交给这个人。

立下遗嘱，确保您所有的财物能够按照您所希望的那样进行分配。在您能够做出合理决定时进行文字记录是很重要的，而且必须在律师的监督下完成。

## 八、制定医疗、护理计划

（1）提前制定计划可以帮您减轻由于支付医疗、护理费用而带来的财务压力。您和您的家庭应当考虑。

（2）预估医疗、护理所需的费用。

（3）考虑您的资产和财务状况，以及当您需要帮助时哪些家庭成员可以帮您支付医疗费用。

（4）考虑未来的居住选择和需要的服务。有一天您可能在家里但需要额外的帮助，也可能您需要去专门的护理机构。您应当提前向您的家人表达您想继续住在自己家里的愿望并和他们讨论您居家安全所需要的帮助；或者告诉您的家人当您不能自理时想住到哪里，以及和谁一起住。

（5）收集各种服务信息，如养老院、护理中心、家政、护工等。

# 第八章　痴呆患者的家庭照护

　　患上老年期痴呆症后，患者会慢慢失去认知、思考以及同他人沟通的能力，甚至无法正常吃饭、说话和行走，生活无法自理。一旦家里有了这样的患者，家中的一切日常生活都将发生翻天覆地的变化。照料患者是一项长期而辛苦的工作，您需要付出大量的时间和精力，因此学习和掌握一些照护技巧将有助于减轻您的负担，您的亲人也将得到更好的照护（图8-1）。

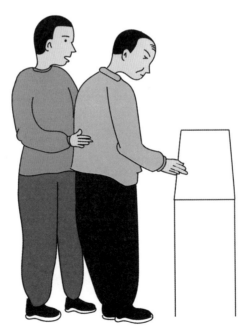

图8-1　家庭照护

# 一、关注患者的需求

- 鼓励患者参与日常生活。

- 让患者做自己喜欢做的事情。

- 与过去的工作生活保持关联。

- 记住患者的技能和能力。

- 关注活动过程，而不是结果。

- 关注患者的身体状况。

- 根据病情的发展阶段调整活动安排。

# 二、时间的合理安排

如果患者每日的基本活动有一个合理的安排，您就不用每日都费脑筋琢磨让患者干点什么。

一天活动安排的示范：

◆ 上午（图8-2）

- 起床、洗脸、刷牙、穿衣

- 准备早餐，吃早餐

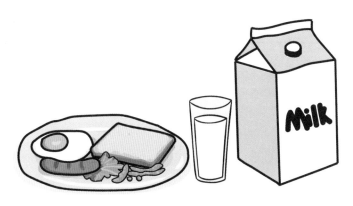

图8-2　早餐营养均衡

- 看电视、讨论一下新闻或者读报纸

- 户外活动

- 休息一下，拥有一段安静的时间

◆ 中午至下午

- 准备午餐、吃午餐，清洗碗筷

- 午休

- 吃水果、听听音乐或者玩简单的智力游戏（图8-3）

| | 6 | | | | | | 7 | 5 |
|---|---|---|---|---|---|---|---|---|
| | | | | 4 | | | 9 | |
| 8 | | 3 | | | | | | |
| | | 8 | | 9 | | | | |
| | 7 | 2 | | | 6 | | | |
| 6 | | | 4 | | 5 | | | |
| 1 | 2 | | 6 | | | | | |
| | 3 | | | 7 | | 2 | | |
| | | 7 | | | 4 | 3 | 1 | |

图8-3 简单的智力游戏

- 散步

◆ 晚上

- 准备晚餐，吃晚餐

- 看电视或者聊天

- 洗漱、整理床铺、睡觉

### 三、促进交流

见图8-4。

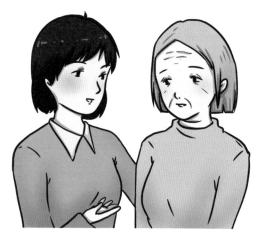

图8-4　与患者多交流

交流困难是老年痴呆患者的常见问题。他们往往很难找到合适的词语表达自己的意思，同时也很难理解其他人的话，造成沟通困难，自我感觉孤独和不被理解。

对此，家人宜采用更简单的方式如简单的词语、简短的句子和患者进行沟通，或用患者熟悉的方式使其理解你要表达的意思。交流时要注意以下几种情况。

（1）由于患者注意力不集中，因此在交流过程中，应尽可能避免周围环境对患者的干扰，如电视、音乐、噪声，以免分散患者的注意力。说话时要用眼睛看着对方，表示你对他的关注。讲话声音要温和，放慢语速，让患者感觉是在一种平静的环境中听你讲话。

（2）可重复自己所说的内容，确保患者能够理解，并要求患者复述。

（3）当听不懂患者所要表达的意思时，不要假装理解，这样如果不能按照他的要求做，反而会使患者失望。可采用不同的表达方式，加上手势和肢体语言可取得更好的交流效果。

（4）适时给予患者鼓励，保持谈话的轻松，有助于缓解紧张情绪。

（5）切忌催促，留给自己和患者足够的交流时间。

（6）如果患者陈述的内容或事件是错误的，并坚持己见时，不要急于与他争辩或试图纠正。如患者告诉你他的某样东西被人偷了，你可以对他说"我知道您很不高兴"，表示对患者的理解，取得患者的信任，然后针对他的问题给予适当的解释。

## 四、常见症状的照护

### （一）躁狂患者的照护

躁狂患者常表现为伤害自己和他人的行为，行为的发生不可预测，没有规律。可攻击家属、邻居、同事及照顾者，自伤可表现为用头撞墙或柱子等行为。

原因：自伤或伤人都是有原因的，只是我们不了解而已。心理学有"欲求－不满－攻击"的学说。当患者心中有不满，如感觉自己未被周围人关注或要求未得到满足时，就会控制不住地表现为自伤或攻击行为。

护理：对患者的暴力倾向，要积极寻找原因，大多数时候我们能找到患者生气的原因。当患者出现情绪激动时，不要与其争论，尽量转移其注意力，安慰患者使其情绪稳定，然后再针对问题进行解释和沟通。同时，应注意患者安全，防止自伤及伤人。

### （二）幻觉、妄想患者的照护

"某某人在骂我"，事实上什么也没发生，这种表现称为幻觉。坚信妻子或某某人要害他，这种表现称为妄想（被害妄想），对不存在的事或物确信其存在（图8-5）。

护理：对于患者的幻觉和妄想，周围的人怎么否定也是没有用的，其结果只会使矛盾加剧，让患者对周围的人更不信任。幻觉一般不会持续太长时间，只有耐心等待幻觉消失。对于妄想，用承认、肯定的方法比否定更好，患者认为自己的观点被认同，情绪也就稳定下来了。必要时可找精神科医生诊治。

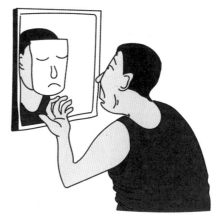

图8-5　幻觉、妄想患者的照护

**（三）焦虑患者的照护**

痴呆患者容易出现失落和不安全感，可表现为坐立不安、不停地搓手、到处吼叫或来回走动、甚至拒绝进食与治疗等。

对策：给患者足够的照明，保证居室安静，安排有趣的活动，放一段轻松的音乐。

**（四）抑郁患者的照护**

常表现为呆滞、退缩、食欲减退、心烦、睡眠障碍、疲倦等。

对策：

耐心倾听患者的叙述，不强迫患者做不情愿的事；应鼓励患者多活动，可做一些力所能及的劳作和参加轻松愉快的活动，如听音乐、下棋、跳舞、散步、绘画、种花草、养鱼等，以分散注意力，达到减轻病情的目的（图8-6）。表扬患者的进步，哪怕是一点点；让患者感觉到自己仍是家庭的一分子，受人尊敬，而不仅仅是一个需要照顾的患者。

**（五）淡漠患者的照护**

常表现为退缩、孤独、回避与人交往，对环境缺乏兴趣（图8-7）。

对策：增加室内照明度，摆放病人喜欢的物品，如日历、时钟、照片、盆景等，多与患者谈论患者记忆中愉快的事情，向患者说一些关爱的语言，

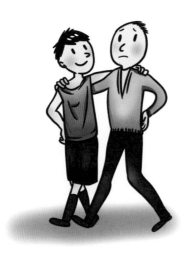

图8-6　抑郁患者的照护

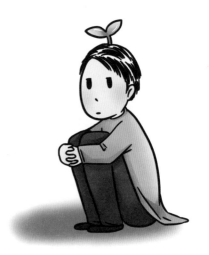

图8-7　淡漠患者的照护

表达自己对患者的关怀和爱护，倾听患者的诉说，使患者觉得没被孤立和遗弃，建立信赖的关系，鼓励患者所做的事情。

**（六）失眠患者的照护**

老年人的睡眠问题常表现为入睡困难、多梦、醒后难再入睡、早醒等。患者病情严重时，甚至出现睡眠倒置，白天休息夜间吵闹，使护理者疲惫不堪。

帮助患者养成良好的睡眠习惯有助于改善睡眠：

（1）每日按时上床睡觉。养成定时睡觉的习惯，机体在此时间会反应性地要求休息，周末也是如此（图8-8）。

（2）不要轻易改变患者睡前的习惯性活动，以免造成生物钟的紊乱。

（3）睡前不要过度用脑，不宜进行

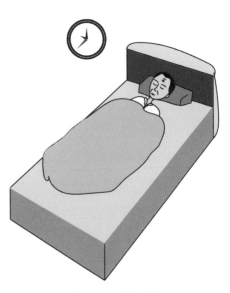

图8-8　定时睡觉

剧烈活动。运动锻炼最好在睡前4小时进行，大脑兴奋会使人难以安静入睡。

（4）睡前活动应与白天的主要活动内容相反。脑力劳动较多者可进行轻微的体力活动如散步、健身操等；体力劳动较多者睡前宜看些书报或听听轻音乐（图8-9）。

（5）晚餐尽量少吃油腻、难消化、刺激性食物，睡前2小时不喝含酒精或咖啡因的饮料，不喝浓茶（图8-10）。

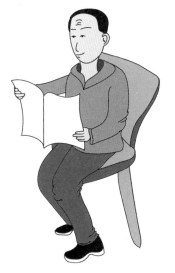

图8-9　阅读书报

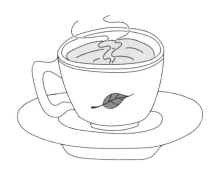

图8-10　睡前不喝浓茶、咖啡

（6）睡前避免大量饮水，以免夜间小便频繁影响睡眠。

（7）为患者提供良好的睡眠环境。保持卧室空气的清新，卧室理想的睡眠温度为18～20℃（图8-11）。

（8）睡前用热水洗脚，有助于快速入睡。

（9）不要让患者带着情绪或问题上床。

（10）选择舒适、有利于病情的卧位。如有心脏疾病的患者，宜多右侧卧位，以免心脏受压而增加发病概率。四肢有疼痛的患者，应尽量避免压迫

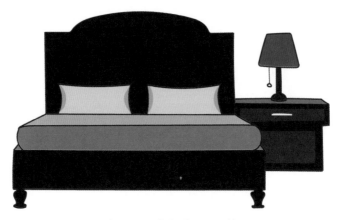

图8-11　良好的睡眠环境

痛处。

（11）出现睡眠倒置，尽量让患者白天不睡觉或少睡觉，增加活动，保持兴奋，以使他们能在夜间休息。但应在睡前调整情绪，促进睡眠。

（12）严重睡眠障碍患者可在医生指导下服用改善睡眠药物。

## 五、日常照护

### （一）穿衣

老年痴呆患者不会根据天气变化或者场合的不同选择合适的衣服，因此，他们需要得到看护者的帮助。

（1）尽可能让患者自己决定穿什么衣服，如果确实需要帮助，也要注意方式，尽量做得巧妙，维护患者的自尊心。

（2）衣柜里的衣服不要太多，选择即舒适又简单易穿的衣服。衣、裤不宜过大、过长；鞋子要确保舒适、防滑。

（3）在抽屉上做好标记，标明每个抽屉里放了哪些衣服。

（4）每次按照穿戴顺序把要穿的衣服拿出来摆好。

（5）选择带拉链而不是带扣子的衣服；选择前开式而不是套头的衣服。

女性患者，要选择前开式的胸衣，避免穿长筒袜，以免影响血液循环；男性患者最好选择穿平角短裤。

（6）如果患者对你给予的帮助有抵触情绪，你可以暂时离开，让他冷静一下或独立完成，过一会儿再帮助他。

（7）适当地给予表扬，使他们对自己的外表满意，是维持老年痴呆患者自尊心和自信心的重要方式。

### （二）进食

老年痴呆患者会出现一系列问题，如没有食欲、对食物完全没有兴趣、忘记已经吃了饭、不会使用餐具、拒绝进食等。因此，作为家属和看护者，应当注意：

（1）建立有规律的就餐时间，严格按照计划实施；但在患者食欲差时，少量多餐要比固定一日三餐更合适。

（2）食谱多样化，给予易消化、营养丰富且患者喜欢的食物（图8-12）。

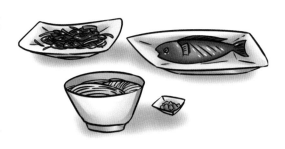

图8-12 食谱多样化

> 三定：定时、定量、定质
>
> 三高：高蛋白质、高不饱和脂肪酸、高维生素
>
> 三低：低脂肪、低热量、低盐
>
> 两戒：戒烟、戒酒

（3）进餐时保持环境的安静，不要边看电视边吃饭，不要和患者讨论与进餐无关的话题，以免分散患者注意力，造成呛咳和窒息（图8-13）。

（4）保持饭桌上配置简单，仅放置进餐需要的餐具；选择容易使用、不易破碎的餐具（图8-14）。

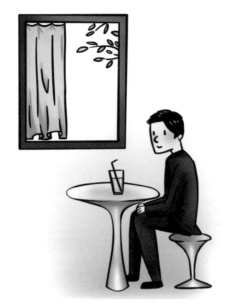
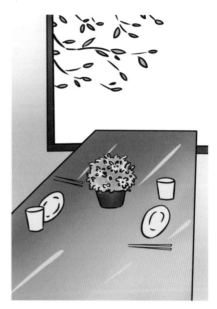

图8-13 用餐环境安静　　　　　　　　图8-14 饭桌配置简单

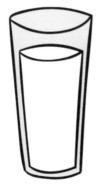

图8-15 检查食物温度

（5）检查食物的温度，患者有时候不能判断食物或者饮料是否太热（图8-15）。

（6）保证患者有充足的时间进食；提醒患者要细嚼慢咽。患者不能自行进餐时，应注意喂饭的速度不宜过快，应给予患者足够的咀嚼时间，待一口完全咽下后再喂下一口；对伴有吞咽困难的患者，宜选择黏稠、糊状、冻状的软食或半流质食物，避免粗糙、干硬、辛辣刺激性食物；饮水呛咳时注意尽量减少单纯的饮水，而以水泡食物或食物裹汤、汁的形式保证进水量。必要时可留置胃管。

（7）若患者拒绝进食不要勉强或强行喂食，可设法转移其注意力，使其平静后再缓慢进食。

（8）暴饮暴食患者，由于大脑食欲中枢出现了异常，刚刚吃过饭，却认为没有吃过饭，还说肚子饿，也包括对已经吃过饭这一事实的记忆障碍。作为家属和看护者，需要使其进食总量控制在一定水平。可以先定出一日的总量，少量多餐，一日的食量分6～8次给他。每次进餐后可告诉患者等一会或玩一会再吃，让患者进行一些感兴趣的活动，分散其注意力。

**（三）服药**

（1）遵医嘱服药，不随意更改用药的剂量与时间（图8-16）。

（2）监督和帮助患者正确服药，尽量不让患者自己服用，要看着患者准时把药吃进去。对一些病情严重的患者要把药物放在患者不能拿到的地方防止误服造成危险。

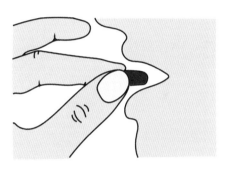

图8-16　遵医嘱服药

（3）注意观察药物的不良反应。药物的副作用是指用药后，药物除了产生治疗需要的作用外，还出现与治疗目的无关的作用。照护者应了解患者常服用药物的作用、用药剂量、服药时间、注意事项、常见不良反应等。一旦出现较严重的不良反应，应及时与医生联系。

**（四）大小便的管理**

老年痴呆症患者大小便失禁的原因可能包括患者不能认识到他们什么时候需要去卫生间、忘记哪里是卫生间，或者身体本身的原因导致失禁。

（1）善意地提醒患者如厕；鼓励患者的如厕请求。

（2）观察非言语细节，了解患者大小便前的习惯性表现如坐立不安、发出不寻常的声音或做出不寻常的脸部表情、踱来踱去或突然沉默，这些细节都表示患者可能需要如厕。

（3）可设定一个如厕时间表，如患者早上起床后第一件事情就是如厕，白天每2小时一次，还有用餐前和睡觉前。在相应时间点，提醒患者如厕。

（4）让患者能够轻松地找到厕所。

（5）帮助患者保持自尊，确保患者减少尴尬。

（6）选择便于脱下和清洁的衣物。

（7）考虑使用失禁产品，如床上尿不湿或者成人纸尿裤。

（8）定期清洗患者的敏感部位，保持局部清洁。

## 六、营造安全的家居环境

（1）应注重营造安全、方便、舒适的适宜老年人的生活环境。

（2）房间内要有充足的光线，夜间增加室内照明，特别是在卧室与卫生间之间要有良好的照明。

（3）室内环境要尽量简洁，保持通道足够宽敞且无障碍物，室内尽量不设置门槛；在适当的地方安放扶手。

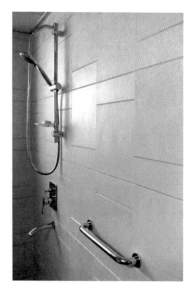

图8-17　创建安全浴室

（4）创建一个安全的浴室（图8-17）。

◆ 浴室门不要上锁，最好不要把患者一个人留在浴室里。

◆ 热水器的温度调节设置在低温上，以防患者烫伤。

◆ 随时检查水温，即使患者自己放好了浴缸里的水。

◆ 在浴缸或者淋浴碰头下面放置防滑垫。

◆ 安装扶手，使用可以调节高度的浴凳或者浴椅。

◆ 确保浴室的地板上没有积水，注意地

板防滑。

（5）一些小的提示物或标志可以帮助他们找到需要的东西。我们应努力使家居环境让患者能够准确定位，活动自如。

（6）减少有危险性的物品：① 锐利的器具、药品、化学清洗剂要妥善安放，不让患者拿到。② 使用可以自动关闭的器具，例如饮水机、加热器等。③ 改装煤气、电炉，使患者不能随意打开。④ 患者服药时要有人看护，以免服错剂量或漏服（图8-18）。

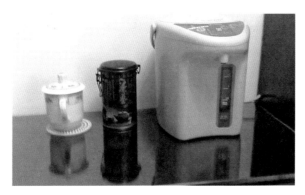

图8-18　减少有危险性的物品

## 七、日常生活能力的训练

对轻度痴呆的老人，应鼓励患者自己料理各种生活事宜，如清理个人卫生、力所能及的家务劳动，安排一定的时间读书、看报、看电视，鼓励其参加社交活动，使老人与周围环境和社会保持一定的接触，培养对生活的兴趣，活跃思维，延缓疾病的进展。

对中重度痴呆的患者，照顾者应帮助其进行生活自理能力的训练，如梳洗、进食进水、穿衣、叠被、如厕等。指导患者进行简单的家务活动，如擦桌子、扫地。外出时有人陪伴，训练患者认路、认门。陪患者看电视，与其交谈，注意加强思维、记忆、计算能力等的训练（图8-19）。

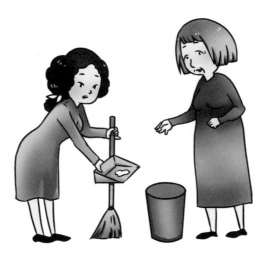

图8-19　帮助患者进行生活自理能力的训练

制定时间表，要求患者定时起床、洗漱、进餐、看电视、活动与锻炼、就寝，养成规律的生活习惯，保证充足的休息和睡眠（图8-20）。

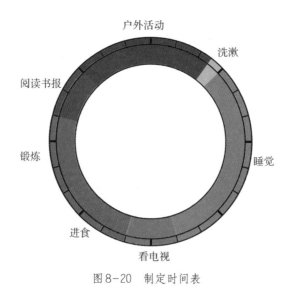

图8-20　制定时间表

## 八、进行户外运动及安全防范

（1）应根据患者性别、年龄、身体状况、兴趣爱好、周围环境及天气情况，选择适宜的项目进行锻炼。适合老年人的项目有散步、慢跑、健身操、太极拳、气功等（图8-21）。

（2）老人不宜晨起后空腹外出进行锻炼，以免能量消耗，引起低血糖，造成大脑缺血缺氧，导致头晕、心慌，容易引起心脑血管意外的发生。

（3）外出健身时要衣着合身，不穿塑料底或硬底鞋，鞋带要系牢，以免跌倒（图8-22）。

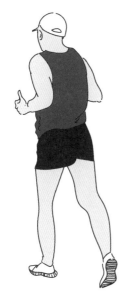
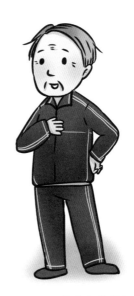

图8-21　锻炼身体　　　　　　　图8-22　健身衣着要合身

（4）根据身体状况合理安排运动时间，时间不宜过长，每次30分钟，每日1～2次，一日最长不超过2小时。活动量不宜过大，应循序渐进。

（5）外出活动时避免去人多拥挤的场所，避开上下班高峰时段。轻度痴呆的老人外出时，应随身携带写有老人姓名、地址、电话的小卡片，以备万一走失时方便联系与寻找。中重度痴呆老人外出时必须有人陪伴，以免迷路、走失、摔倒等意外发生。可以给老人佩戴防走失手环，以免老人走失。

## 九、患者/照护者日记

作为患者的家人和照护者，您一定非常关注患者的病情变化。下面的量表可以帮助您了解和记录患者的病情变化和治疗的效果，同时也可以作为下次看病时医生了解病情的第一手资料（图8-23）。

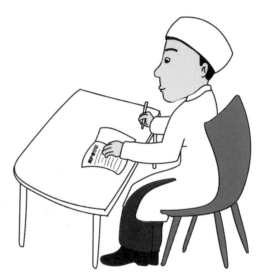

图8-23　患者/照护者日记

请记录：初诊（有症状√，无症状×），好转（↑），稳定（→），恶化（↓）。

| | 症　　　状 | 初诊 | 第一月 | 第二月 | 第三月 | 第四月 | 第五月 | 第六月 | 一年 |
|---|---|---|---|---|---|---|---|---|---|
| 认知功能 | 忘记人的名字/时间/语言结构/怎样做事情 | | | | | | | | |
| | 能否正确重复同样问题/故事/要求 | | | | | | | | |
| | 语言交流时不能用正确的词表达 | | | | | | | | |
| | 不知道时间/月/年/地点 | | | | | | | | |

（续表）

| | 症　　状 | 初诊 | 第一月 | 第二月 | 第三月 | 第四月 | 第五月 | 第六月 | 一年 |
|---|---|---|---|---|---|---|---|---|---|
| 社交能力 | 注意力不集中（如看电视却不知道节目的内容） | | | | | | | | |
| | 不喜欢和别人说话／更不参与话题讨论 | | | | | | | | |
| | 不主动发起或参与活动 | | | | | | | | |
| | 总体和以前不一样 | | | | | | | | |
| 日常功能 | 不能自己打电话 | | | | | | | | |
| | 不能擦桌子／倒垃圾 | | | | | | | | |
| | 不能自己上卫生间 | | | | | | | | |
| | 必须经过提醒／或帮助才能洗澡／淋浴 | | | | | | | | |
| | 不注意个人卫生和外表 | | | | | | | | |
| | 不能自己换衣服或不知道需要换衣服 | | | | | | | | |
| 行为 | 激动不安／肢体或言语具攻击性（污秽语言或威胁行为） | | | | | | | | |
| | 对重要的事不关心 | | | | | | | | |
| | 焦虑／紧张 | | | | | | | | |
| | 急躁／狂暴 | | | | | | | | |
| | 漫游／踱步／休息不好 | | | | | | | | |
| | 幻听、幻视／妄想 | | | | | | | | |
| | 情绪冲动／悲伤或抑郁 | | | | | | | | |
| | 睡眠／夜间行为异常 | | | | | | | | |

# 第九章　老年期痴呆的预防

## 一、老年期痴呆症的自我预测

当一个人记忆力下降，健忘（即丢三落四）频繁出现时，往往会担心自己大脑是不是开始老化了，有一天会不会变成痴呆？如果我们能预测自己将来会不会痴呆，那么，就可以有针对性地进行预防。日本专家吉泽勋先生在多年临床经验和研究的基础上制定了一种简易的"痴呆预知自测法"，可供我们参考。

请先对以下问题作如实回答，每题回答"是"得1分。

1. 几乎整天和衣躺着看电视。

　　〇 是　　　　　　　　〇 否

2. 无论什么兴趣爱好都没有。

　　〇 是　　　　　　　　〇 否

3. 没有一个可以亲密交谈的朋友。

　　〇 是　　　　　　　　〇 否

4. 平时讨厌外出，常闷在家里。

　　〇 是　　　　　　　　〇 否

5. 日常生活中没有属于自己干的工作或在家庭中不起什么作用。

　　〇 是　　　　　　　　〇 否

6. 不关心世事，不读书也不看报。

　　〇 是　　　　　　　　〇 否

7. 觉得活着没什么意思。

　　○ 是　　　　　　　○ 否

8. 身体懒得动，无精打采。

　　○ 是　　　　　　　○ 否

9. 讨厌说和听玩笑话。

　　○ 是　　　　　　　○ 否

10. 有高血压或低血压。

　　○ 是　　　　　　　○ 否

11. 平时总发牢骚或埋怨。

　　○ 是　　　　　　　○ 否

12. 将"想死"作为口头禅。

　　○ 是　　　　　　　○ 否

13. 被人说成神经过敏，过分认真。

　　○ 是　　　　　　　○ 否

14. 过分忧虑。

　　○ 是　　　　　　　○ 否

15. 经常焦躁易发脾气。

　　○ 是　　　　　　　○ 否

16. 对任何事情都不会激动，无动于衷。

　　○ 是　　　　　　　○ 否

17. 什么事若非亲自动手便不放心。

　　○ 是　　　　　　　○ 否

18. 不听别人的意见，固执己见。

　　○ 是　　　　　　　○ 否

19. 沉默寡言。

　　　○ 是　　　　　　　○ 否

20. 配偶去世已有5年以上。

　　　○ 是　　　　　　　○ 否

21. 不轻易对人说"谢谢"。

　　　○ 是　　　　　　　○ 否

22. 老讲自己过去值得自豪的事。

　　　○ 是　　　　　　　○ 否

23. 对新事物缺乏兴趣。

　　　○ 是　　　　　　　○ 否

24. 啥事都要以自己为中心，否则心不平。

　　　○ 是　　　　　　　○ 否

25. 对任何事都缺乏忍耐。

　　　○ 是　　　　　　　○ 否

吉泽勋先生认为：如果你得15～25分，那么你将来患痴呆症的可能性极高；如果你得8～14分，你也应引起重视；如仅得1～7分，你可暂且放心，但也不能麻痹大意。

## 二、早期发现

　　老年期痴呆的特点是发病缓慢，在早期往往不被人注意，家人多认为患者的表现是老年人应有的症状，一旦发现多已进入疾病的中、晚期，以至于丧失了早期治疗的机会。因此了解老年期痴呆的早期症状可以帮助老年人尽早发现病情。那么老年期痴呆的早期症状有哪些呢？下面就给大家介绍一下老年期痴呆的早期症状。

　　（1）记忆减退：做事情随做随忘、丢三落四，如买完东西忘了拿走；自己放的东西想不起放在什么地方的（图9-1）。

（2）说话时词不达意、爱唠叨：本想表达一种意思，说出来却是另外一种意思，结果让人无法理解，与人交流困难。反复问同样的问题，爱唠叨（图9-2）。

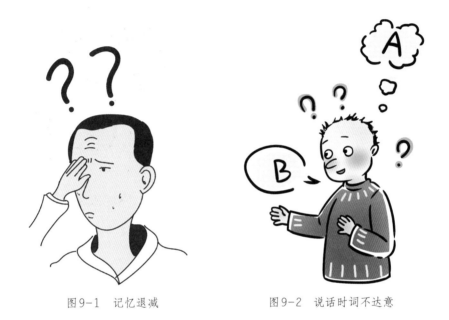

图9-1　记忆退减　　　　　　　　图9-2　说话时词不达意

（3）人格改变，可变得多疑，易怒，自私等，如忘记自己的钱放在哪里就怀疑是别人偷走了。

（4）记不起熟悉人的名字：很好的朋友却叫不出对方的名字；和邻居交谈后不但记不起人家的姓名，连交谈过这个事实也忘了（图9-3）。

（5）计算力下降。上街买菜，挺简单的账算起来很费力，甚至根本不会算了（图9-4）。

（6）情感淡漠。对什么事都不感兴趣，甚至对过去很感兴趣的事情也觉得索然寡味（图9-5）。

很遗憾的是，很多人尚未认识到这些症状意味着不正常，他们可能会错误地认为，这是正常衰老的表现。另一种情况是，这些症状可能逐渐进展，

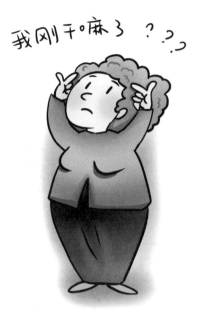

图9-3 记忆障碍

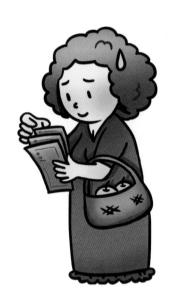

图9-4 计算障碍

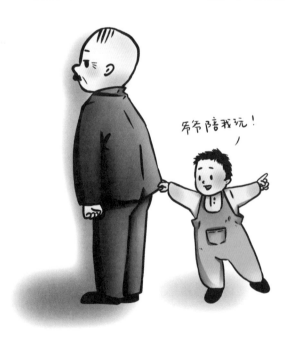

图9-5 情感淡漠

很长时间未能引起他人注意。有时，人们即使知道是病态表现，也拒绝采取任何措施。

一旦认识到这些症状，就应该去权威机构请专业医生鉴定，这一点非常重要。老年期痴呆的早期发现、早期治疗，可以以较小的费用，取得较好的效果。自我测试表：

下边是一个自我测试表。这个表由19个日常生活中的场景问题构成。请和您想要测试的对象一年前的情况做个比较，每题评分分为3级，"无变化"计2分；"略微变化"计1分；"非常恶化"计0分。请在您认为符合的项目上打"√"，最后把各题分数相加，得到总分。

正常38分。如果您的家人总分低于33分，建议您最好带您的家人尽早去看医生。请不要过于担心，这个测试表只是一个初步的筛选，最后的诊断仍需专业医生来判断。

1. 知道今天是星期几和几月吗？

　　○ 无变化　　　　　　○ 略微变化　　　　　　○ 非常恶化

2. 如果出门的话，还与以往一样认识路吗？

　　○ 无变化　　　　　　○ 略微变化　　　　　　○ 非常恶化

3. 能记住家里的地址及电话号码吗？

　　○ 无变化　　　　　　○ 略微变化　　　　　　○ 非常恶化

4. 能记住东西通常放的地方吗？

　　○ 无变化　　　　　　○ 略微变化　　　　　　○ 非常恶化

5. 如果东西没有放在通常放的地方，能够找到吗？

　　○ 无变化　　　　　　○ 略微变化　　　　　　○ 非常恶化

6. 能否使用家用电器（洗衣机、电视等）？

　　○ 无变化　　　　　　○ 略微变化　　　　　　○ 非常恶化

7. 能自己穿衣和根据天气调整穿着吗？

　　　　　　○ 无变化　　　　　　○ 略微变化　　　　　　○ 非常恶化

8. 购物时会算账吗？

　　　　　　○ 无变化　　　　　　○ 略微变化　　　　　　○ 非常恶化

9. 如果没有身体问题，是否出现活动能力变差？

　　　　　　○ 无变化　　　　　　○ 略微变化　　　　　　○ 非常恶化

10. 能否理解书的内容或电视剧的情节？

　　　　　　○ 无变化　　　　　　○ 略微变化　　　　　　○ 非常恶化

11. 还能写信吗？

　　　　　　○ 无变化　　　　　　○ 略微变化　　　　　　○ 非常恶化

12. 能自己回忆起几天前的对话吗？

　　　　　　○ 无变化　　　　　　○ 略微变化　　　　　　○ 非常恶化

13. 经过提醒他依然不能回忆起这段对话吗？

　　　　　　○ 无变化　　　　　　○ 略微变化　　　　　　○ 非常恶化

14. 是否在讲话过程中忘记想说的话？

　　　　　　○ 无变化　　　　　　○ 略微变化　　　　　　○ 非常恶化

15. 是否在讲话过程中有时找不到合适的词语？

　　　　　　○ 无变化　　　　　　○ 略微变化　　　　　　○ 非常恶化

16. 是否认识非常熟悉的人？

　　　　　　○ 无变化　　　　　　○ 略微变化　　　　　　○ 非常恶化

17. 是否记得非常熟悉的人的姓名？

　　　　　　○ 无变化　　　　　　○ 略微变化　　　　　　○ 非常恶化

18. 对于非常熟悉的人，能否记得这个人住在哪里？做什么工作？

　　　　　　○ 无变化　　　　　　○ 略微变化　　　　　　○ 非常恶化

19. 是否能记起近期发生的事情？

　　　　　　○ 无变化　　　　　　○ 略微变化　　　　　　○ 非常恶化

## 三、老年期痴呆的饮食预防

（1）每餐八分饱。长期饱食，容易导致脑供血不足、脑血管硬化、大脑早衰和智力下降。

（2）饮食做到低盐低脂。高盐高脂饮食容易使血压升高，动脉硬化，年老易患痴呆。

（3）给予优质蛋白质饮食，如鱼、牛奶、大豆，大豆食品不仅可以摄取充分的植物蛋白质，而且预防高脂血症、动脉硬化（图9-6）。

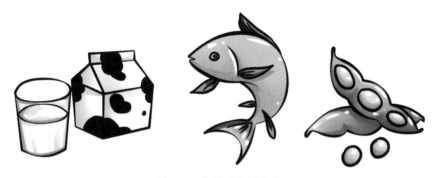

图9-6 优质蛋白质饮食

（4）增加卵磷脂的摄入：在人们的食谱中，大豆及其制品，鱼脑，蛋黄，猪肝，芝麻，山药，蘑菇，花生等都是富含卵磷脂的食品，而且还是天然的，摄入人体后均可为大脑提供有益的营养，改善大脑供血，增加记忆、思维和分析能力，提高智力，延缓脑力衰退（图9-7）。

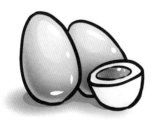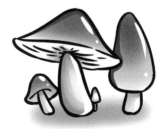

图9-7 增加卵磷脂摄入

（5）供给充足的必需脂肪酸。必需脂肪酸是大脑维持正常功能不可缺少的营养物质，经常食用植物油基本可满足人体所必需脂肪酸的需要。

（6）给予低糖饮食。避免糖精及高糖食品的摄入：糖精含有不少的糖精钠、氨化合物等，多食可产生末梢神经炎和大脑受损。精制糖摄入过多，易出现神经过敏或神经衰弱。过多食用高糖食品可使血糖升高，引起脑动脉硬化，使血管性痴呆的患病率增加。

（7）各种菜肴烹调时，不要放过多的味精。摄入过多的味精时，可引起头痛、恶心等症状。

（8）注意补充粗制粮食、维生素、矿物质等，以满足机体的需要。B族维生素能有效降低老年痴呆的发病率。富含B族维生素的食物有海带、肝、肾、白菜、萝卜、贝类、臭豆腐等（图9-8）。

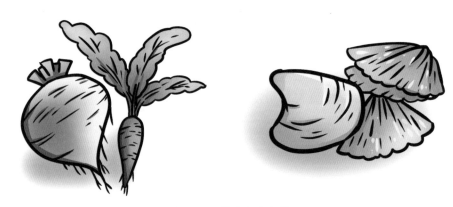

图9-8　B族维生素食物

（9）中医多采取滋补肝肾、填髓健脑的中药和食物对老年痴呆进行治疗和预防。如山药、黄芪、茯苓、鹿胶、龟胶、莲子、胡麻仁、核桃、紫菜、海带、大枣、百合、桑葚子、赤小豆等（图9-9）。

（10）戒烟：吸烟可使脑内小动脉收缩狭窄，加速动脉硬化，影响大脑的

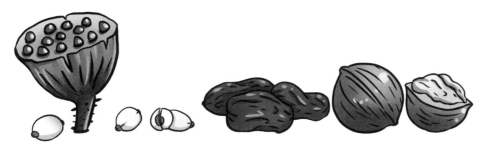

图9-9　中医食补

血液供应，吸烟与血管性痴呆的发生有着密切的关系（图9-10）。

（11）限酒：酒中含有乙醇，大量饮酒可严重损害大脑和神经组织，出现神经障碍甚至酒精性痴呆（图9-11）。

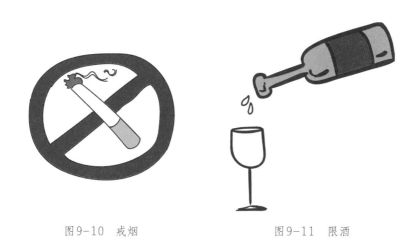

图9-10　戒烟　　　　　　　　　　图9-11　限酒

（12）避免含铅食品及使用铝制餐具：含铅食品多指利用加热、加压的膨化食物器加工的食物，例如爆米花等。铝会影响人的大脑细胞和神经系统，应避免使用铝制饮具及服用含铝高的食物。

## 四、让大脑保持年轻

（1）经常进行活跃大脑思维的学习和训练。人在年轻时，既要工作，又要照顾子女，每天忙得不亦乐乎，头脑是不会衰老的。但退休以后，生活就变得悠闲，甚至以看电视来消磨日子，这时就容易使头脑退化，加速人的衰老。因此，建议老年人经常进行活跃大脑思维的学习和训练，如阅读书报、学习使用电脑、学习一门外语、从事自己喜爱的业余爱好、培养多种兴趣等，保持头脑的灵敏性，切不可以让自己的头脑处于长时间的休息状态（图9-12）。

| | 6 | | | | | | 7 | 5 |
|---|---|---|---|---|---|---|---|---|
| | | | | 4 | | | 9 | |
| 8 | | 3 | | | | | | |
| | | 8 | | 9 | | | | |
| | 7 | 2 | | | 6 | | | |
| 6 | | | 4 | | 5 | | | |
| 1 | 2 | | 6 | | | | | |
| | 3 | | | 7 | | 2 | | |
| | | 7 | | | 4 | 3 | 1 | |

图9-12　大脑思维学习和训练

（2）进行一些适当的、力所能及的体育锻炼和家务劳动。摸索出一套适合调节自己大脑及情绪的方法，如听音乐、散步、运动、远足等。

散步可以预防老年痴呆：一个研究报告称只要每周在公园里散步3次就可以增加脑血流量，从而降低以记忆障碍为主要表现的疾病的发生率，如阿尔茨海默病（早老性痴呆）。要是想80岁的时候仍然耳聪目明，对往事记忆如昨，就请每周去散步吧。

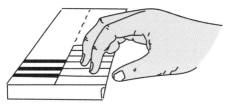

图9-13　加强手部运动

（3）加强手部特别是手指的运动。日本一个著名的精神科医生认为，弹奏乐器、打麻将都可以防止大脑老化。手的运动，会刺激大脑的运动，对健脑十分有益。有学者指出，对大脑来说，最重要的是活动手指，高效率活动手指，远比效果差的用功学习和死记硬背更能增强大脑的活力。手指运动的方式很多，最常见的有解绳、编织、搭积木、弹琴、玩健身球等（图9-13）。

下面给大家介绍一种"解绳操"，常做可以刺激经络穴位防健忘（图9-14）。

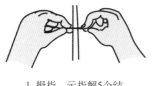

1.拇指、示指解5个结

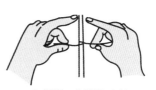

2.拇指、中指解5个结

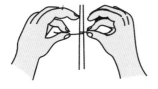

3.拇指、环指解5个结

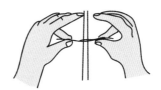

4.拇指、小指解5个结

图9-14　解绳操

注意：不能用指甲解结，而要用指肚解结。使每个手指头都能得到有效的刺激和锻炼。

开始练习的时候，绳结可以打得松一些，等动作熟练以后，慢慢将绳结打紧，以强化手指头的锻炼。

（4）保持良好的睡眠。充足的睡眠，是解除大脑过度疲劳最好的方法。睡眠与长寿关系密切。失眠，更加重了心脑的负担，加速人的衰老和退化。

介绍一种简单体操，结合了腹式呼吸和身体伸展，对改善老人的睡眠很有帮助。

第一节，活动脖颈：头向前倾，直到感到肌肉有些抽紧，持续10秒钟。前后左右各做1次。

第二节，刺激、活动肩膀肌肉：慢慢抬肩，然后突然放松，回到原来的位置，如此重复10次。

第三节，扩胸伸展：双手在背后相握，往后伸展扩胸，持续10秒。

第四节，压手掌：双手平举在胸前。吸气、吐气时向中间施力，重复10次。

第五节，舒展背脊：双手抓椅子的同一边，慢慢扭转上半身，持续10秒钟，反方向再做一次。

第六节，弯曲脚趾、刺激脑部：双脚往前伸直，向上抬，脚趾向脚心方向弯曲，然后突然放松，重复10次。

（5）与各种年龄层次的人交往。老人与儿孙同居，家庭和睦，会变得健康；多和年轻人接触，使思维变得活跃，人也会变得年轻。 总之，保持心情愉快，能增强抵抗力，预防疾病的发生。

## 五、预防老年期痴呆症的10条建议

（1）防治动脉硬化。要调节膳食，进行适当的体育锻炼（图9-15）。

### 世界卫生组织公布十大垃圾食品

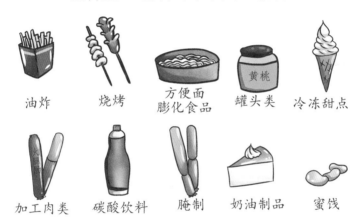

| 油炸 | 烧烤 | 方便面膨化食品 | 罐头类 | 冷冻甜点 |
| 加工肉类 | 碳酸饮料 | 腌制 | 奶油制品 | 蜜饯 |

### 世界卫生组织公布十大健康食品

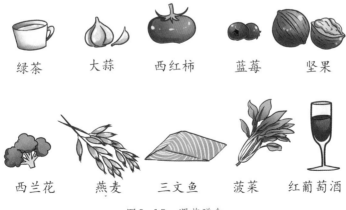

| 绿茶 | 大蒜 | 西红柿 | 蓝莓 | 坚果 |
| 西兰花 | 燕麦 | 三文鱼 | 菠菜 | 红葡萄酒 |

图9-15　调节膳食

（2）戒烟限酒，生活有规律。

（3）避免使用铝制炊具及含铝的食品。铝盐进入人体，首先沉积在大脑，可诱发老年痴呆（图9-16）。

（4）补充有益的矿物质和微量元素。

（5）适度运动，维持腰部及脚的强壮。频繁活动手指，常做一些复杂精巧的手工会促进脑的活力（图9-17）。

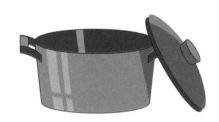

图9-16　避免铝制炊具

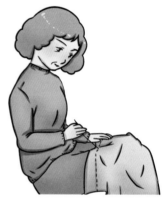

图9-17　复杂精巧的手工活动

（6）要积极用脑，预防脑力衰退。即使在看电视连续剧时，随时说出自己的感想便可以达到活用脑力的目的。读书发表心得、下棋、写日记、写信等都是简单而有助于脑力的方法（图9-18）。

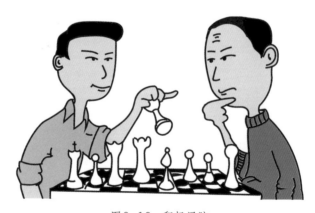

图9-18　积极用脑

（7）小心跌倒，尤其是高龄者，头部摔伤会导致痴呆（图9-19）。

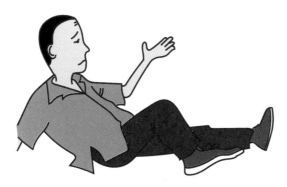

图9-19 小心跌倒

（8）培养多种兴趣，对事物保持高度的兴趣及好奇心，可以增加人的注意力，防止记忆力减退。

（9）多与他人交往，保持良好的人际关系，找到自己的生存价值（图9-20）。

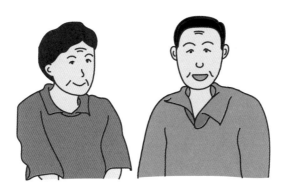

图9-20 多与他人交往

（10）避免过于深沉、消极、唉声叹气，要以开朗的心情生活。高龄者常须面对退休、朋友亡故等失落的情况，要积极调整好自己的心态（图9-21）。

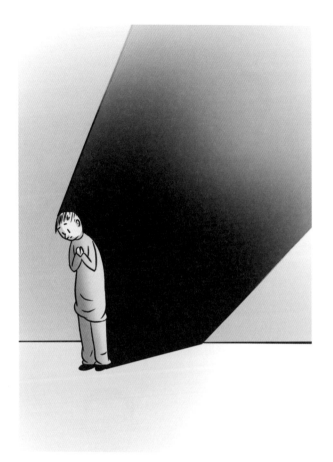

图9-21　避免过于消沉

# 第十章　痴呆照顾者的情绪管理

患上老年期痴呆以后，老人由家庭的长辈变成了一个"不懂事的孩子"，需要日益密切的照顾。照料一个孩子的话，家人还能看到一个成长的希望，因为孩子会越来越懂事。但老年痴呆症患者却恰恰相反，他们的状况只会越来越差，而且由于很多患者已经丧失了正常的思维能力，所以家人为他们付出的一切，并不能被理解。有些患者甚至不认得家人，还动手打人。因此，身体上的累仅仅是其中一个原因，关键是那种无法沟通和看不到希望的感觉，让很多家属身心疲惫、深感绝望。

## 一、家庭照顾者常见压力源

（1）生理上的压力。

（2）心理上的压力。

（3）人际关系与社会交往的压力。

（4）经济上的压力。

## 二、减轻照护者压力的方法指导

### 1. 早诊断、早治疗

老年期痴呆不是简单的病症，不能靠药物治疗获得痊愈。目前主要是早期发现，早起治疗，延缓疾病的进展，以及配合良好的家庭护理康复，提高患者的生活质量。另外，如果您尽早知道您要面对的是什么，您就能更有效的处理现在和计划未来。

### 2. 成为一个有知识的照护者

照料老年期痴呆症患者是一项长期而辛苦的工作，您需要付出大量的时间和精力，因此学习和掌握一些照护技巧将有助于减轻您的负担，您的亲人也将得到更好的照护。

### 3. 客观面对现实，接受患者的种种改变

您所提供的照顾确实对患者有很大的帮助，但您和患者都无法控制许多将会出现的情况和行为。建议调整您的心态和期望值，允许自己为所经历的困境感到哀伤，但也要看到生活中积极的一面，并珍惜美好的回忆。

### 4. 寻找可利用的协助资源，包括亲人、朋友及小区资源

单靠您一个人的力量照护患者，会让您精疲力竭。为了您自己和患者着想，您要熟悉小区中有哪些资源可用，如成人日间照护中心、居家协助、社区护士。如果没有人提供帮助，您自己可以向亲人或专业机构提出要求。

### 5. 照顾好自己

您亲近的人，包括您所爱的患者，一定都希望您好好照顾自己。照护者往往把精力全放在了患者身上，而忽略了自己的需要。时间长了，就会感觉身心疲惫。如果您觉得压力过大难以负荷，建议您暂时把护理患者的任务交给其他人，自己利用喘息的机会去抽空买买东西、看场电影或与朋友相聚，或与同样处境的人一起分享你的经历。

### 6. 自我调适，有效减轻压力

压力会造成身体上的问题（如肠胃不适、高血压）及行为的改变（易怒、注意力不集中、失去胃口等）。照护者要经常观察自己，是否容易感到疲劳、头痛、经常感冒等免疫力降低症状；是否缺乏生活的动力，对生活失去兴趣；是否经常感到无助；是否无法控制自己的负面情绪；是否对外界、亲友越来

越疏远；是否注意力无法集中等。如果出现以上症状，您应当好好关心一下自己的健康，建议您学习一些有效的放松技巧，必要时请教医生。

### 7. 做好法律及财务计划

请教律师并讨论有关长期授权书、生前预嘱、未来医疗照护、房屋居住及其他重要问题。现在做好计划可以减轻以后的压力。可让患者及其他家庭成员共同参与计划与决定。

### 8. 记住您的功劳而不要内疚

作为一个诚心奉献的照护者，您不应该感到内疚。虽然您偶尔会失去耐心；有时候，您无法提供您想要给予的所有照顾。请记住，您已经尽了最大的努力了，所以您要记下自己的功劳。您所爱的人需要您，而您就在他身边，这是件值得骄傲的事。如果您所爱的人能够体会，他们一定会感谢您的。